Ratgeber ADHS

Ratgeber Kinder- und Jugendpsychotherapie
Band 1
Ratgeber ADHS
von Prof. Dr. Manfred Döpfner, PD Dr. Dr. Jan Frölich
und Dr. Tanja Wolff Metternich

Herausgeber der Reihe:
Prof. Dr. Manfred Döpfner, Prof. Dr. Gerd Lehmkuhl,
Prof. Dr. Franz Petermann

Ratgeber

ADHS

Informationen für Betroffene,
Eltern, Lehrer und Erzieher
zu Aufmerksamkeitsdefizit-/
Hyperaktivitätsstörungen

2., aktualisierte Auflage

von Manfred Döpfner, Jan Frölich,
und Tanja Wolff Metternich

HOGREFE
GÖTTINGEN · BERN · WIEN · PARIS · OXFORD · PRAG
TORONTO · CAMBRIDGE, MA · AMSTERDAM · KOPENHAGEN

Prof. Dr. sc. hum., Dipl.-Psych. Manfred Döpfner, geb. 1955. Seit 1989 Leitender Psychologe an der Klinik und Poliklinik für Psychiatrie und Psychotherapie des Kindes- und Jugendalters der Universität zu Köln und dort seit 1999 Professor für Psychotherapie in der Kinder- und Jugendpsychiatrie.

PD Dr. med. Dr. päd. Jan Frölich, geb. 1963. Seit 2003 als niedergelassener Facharzt für Kinder- und Jugendpsychiatrie in Stuttgart tätig.

Dr. rer. medic. Dipl.-Psych. Tanja Wolff Metternich, geb. 1968. Seit 1995 Wissenschaftliche Mitarbeiterin an der Klinik und Poliklinik für Psychiatrie und Psychotherapie des Kindes- und Jugendalters der Universität zu Köln.

Bibliografische Information der Deutschen Nationalbibliothek

Die Deutsche Nationalbibliothek verzeichnet diese Publikation in der Deutschen Nationalbibliografie; detaillierte bibliografische Daten sind im Internet über http://dnb.d-nb.de abrufbar.

Die erste Auflage des Bandes ist unter dem Titel „Ratgeber Hyperkinetische Störungen" von M. Döpfner, J. Frölich und G. Lehmkuhl erschienen.

Göttingen • Bern • Wien • Paris • Oxford • Prag
Toronto • Cambridge, MA • Amsterdam • Kopenhagen

http://www.hogrefe.de
Aktuelle Informationen • Weitere Titel zum Thema • Ergänzende Materialien

Umschlagabbildungen: © Getty Images, München
Illustrationen: Klaus Gehrmann, Boppard; www.elkenwelt.de
Satz: Beate Hautsch, Göttingen
Gesamtherstellung: Schlütersche Druck, Langenhagen
Printed in Germany
Auf säurefreiem Papier gedruckt

ISBN: 978-3-8017-2104-6

Zielsetzung des Ratgebers

Dieser Ratgeber informiert über die Erscheinungsformen, die Ursachen, den Verlauf und die Behandlungsmöglichkeiten bei Aufmerksamkeitsdefizit-/Hyperaktivitätsstörungen (ADHS) bzw. hyperkinetischen Störungen (HKS). Die Informationen richten sich an Eltern, Erzieher und Lehrer, sie wenden sich aber auch an Jugendliche selbst, die an dieser Problematik leiden. Eltern, Lehrer und Erzieher erhalten konkrete Ratschläge zum Umgang mit der Problematik in der Familie, in der Schule und im Kindergarten und Jugendlichen werden Tipps zur Selbsthilfe gegeben.

Dieser Ratgeber ist Bestandteil der Reihe *Leitfaden Kinder- und Jugendpsychotherapie,* in der die Diagnostik und Therapie psychischer Auffälligkeiten im Kindes- und Jugendalter beschrieben wird. Der Ratgeber ergänzt den Leitfaden über hyperkinetische Störungen (Döpfner, Frölich & Lehmkuhl, 2000) bzw. über Aufmerksamkeitsdefizit-/Hyperaktivitätsstörungen (Döpfner, Frölich & Lehmkuhl, in Vorb.), der sich an Ärzte und Psychotherapeuten richtet. Natürlich können in einem kurzen Ratgeber nicht alle Fragen beantwortet werden. Umfassendere Informationen und Ratschläge für Eltern, Lehrer und Erzieher können dem Buch *Wackelpeter und Trotzkopf, Hilfen bei hyperkinetischem und oppositionellem Verhalten* (Döpfner, Schürmann & Lehmkuhl, 2006) entnommen werden. Für Psychotherapeuten (Schwerpunkt Verhaltenstherapie) steht zudem ein umfassendes Therapiemanual zur Verfügung (Therapieprogramm für Kinder mit hyperkinetischem und oppositionellem Problemverhalten – THOP von Döpfner, Schürmann & Frölich, 2002).

Weitere wichtige Informationen bietet das zentrale adhs-netz, welches unter www.zentrales-adhs-netz.de zu finden ist.

Köln und Stuttgart, im März 2007

Manfred Döpfner, Jan Frölich
und Tanja Wolff Metternich

Inhalt

1 Kennen Sie das?

Ständig ist der vier Jahre alte *Mark* in Aktion, an keiner Stelle, bei keiner Beschäftigung hält er es länger als ein paar Minuten aus. Selbst Spiele kann er nicht lange durchhalten. Ständig hat er etwas zu erzählen, zu fragen, Lärm zu machen; permanent fällt ihm etwas runter oder stößt er etwas um. Die Mutter kommt zu gar nichts mehr und ist um jede Sekunde froh, in der mal Ruhe ist. Im Kindergarten sieht es ähnlich aus. Wenn Mark in der Gruppe ist, hat die Erzieherin das Gefühl nicht 20, sondern 40 Kinder betreuen zu müssen. Immer wieder kommt es zu Streit und Auseinandersetzungen, weil sich Mark durch seine Umtriebigkeit kaum an Regeln halten kann. Er ist immer der erste und möchte immer alles richtig und gut machen, aber er ist unendlich anstrengend!

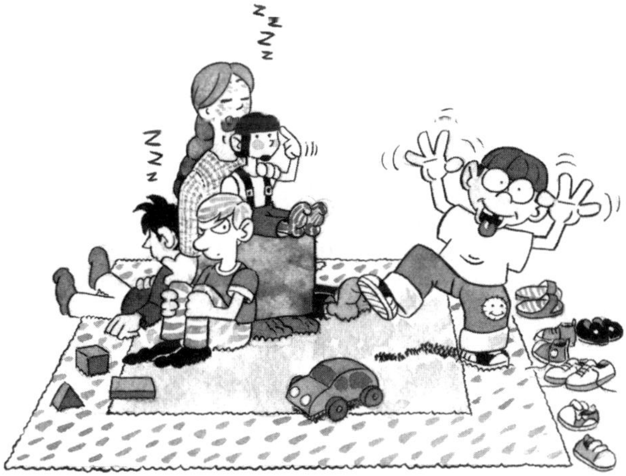

Für *Lena* und ihre Mutter sind die Hausaufgaben die schlimmste Zeit am Tag. 100 Mal fordert die Mutter Lena auf, mit den Aufgaben zu beginnen. Lena trödelt und weiß tausend Ausreden bis die Mutter schließlich aus der Haut fährt. Wütend setzt Lena sich hin, weiß aber nicht mehr, welche Aufgaben sie machen muss, sie findet das Mathe-Heft nicht mehr, schimpft auf die Lehrerin. Wenn die Mutter sich umdreht spielt sie mit dem Bleistift, schaut zum Fenster hinaus oder muss dringend zur Toilette. Bei den Mathe-Aufgaben verwechselt sie ständig Plus und Minus, schreibt die Texte nicht richtig ab und ihre Schrift kann sowieso kaum einer lesen! Die Klassenlehrerin klagt, dass sie im Unterricht nur so vor sich hin träumt oder mit ihrer Nachbarin schwätzt und gar nicht mitbekommt, wenn sie irgend etwas machen soll. Natürlich hat sie schlechte Noten. Vor allem das Rechtschreiben fällt ihr schwer, auch wenn sie sich ganz stark bemüht.

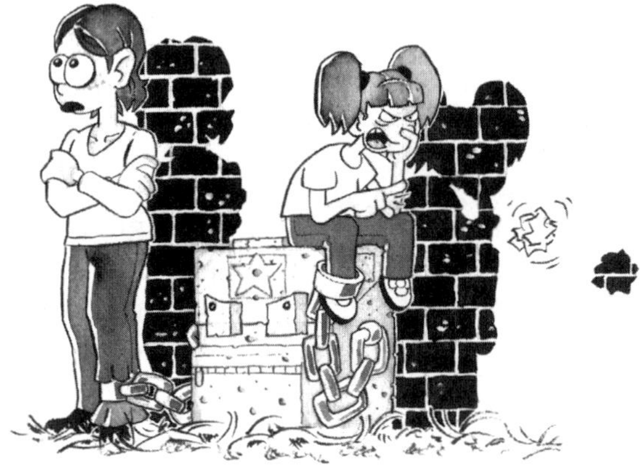

Tom ist 15 Jahre alt und hat keine Lust mehr auf Schule. Von Anfang an war Schule ihm ein einziges Gräuel. Ständig hatten die Lehrer etwas an ihm auszusetzen – „Tom bleib sitzen“, „Tom ruf nicht dazwischen“, „Pass auf Tom“, „Deine Hefte sind völlig verschmiert“, „Du hast nur Blödsinn im Kopf!“ Inzwischen ist er zwar nicht mehr ganz so zappelig; aber das Konzentrierten fällt ihm unendlich schwer und mittlerweile hat er einfach keine Lust mehr, sich ständig anzustrengen, um am Ende zu erfahren, dass er doch wieder alles falsch gemacht hat!

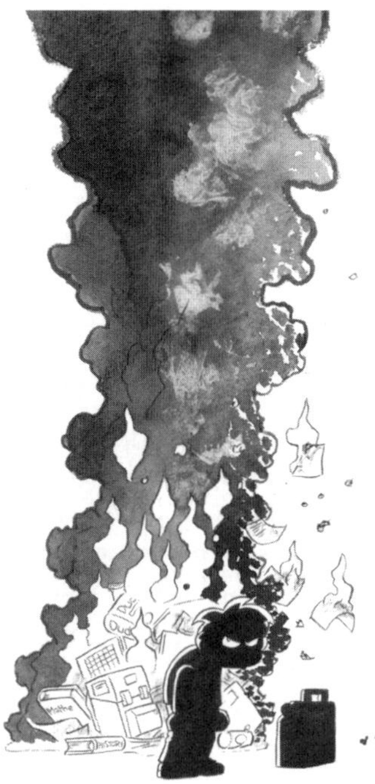

Viele Kinder und Jugendliche haben solche und ähnliche Verhaltensprobleme und viele Eltern, Lehrer und Erzieher klagen über diese Schwierigkeiten. Alle Kinder sind irgendwann einmal auch Problemkinder und alle Familien haben mehr oder weniger Probleme. Aber bei manchen Kindern und in manchen Familie sind die Probleme so stark, dass sie Hilfe brauchen. Manche, aber nicht alle dieser Kinder und Jugendliche, haben eine hyperkinetische Störung, auch Aufmerksamkeitsdefizit-/Hyperaktivitätsstörung (ADHS) genannt.

2 Woran erkenne ich Kinder mit ADHS-Symptomen?

Manche Kinder sind lebhafter als andere und jedes Kind ist irgendwann einmal sehr unruhig oder kann sich nicht konzentrieren und lässt sich leicht ablenken. Jeder weiß, dass es jüngeren Kindern schwerer fällt als älteren Kindern, sich ruhig zu verhalten oder ausdauernd bei einer Sache zu bleiben. Die Konzentrationsfähigkeit und die Ausdauer von Kindern verbessern sich mit dem Alter.

Kinder und Jugendliche mit ADHS-Symptomen unterscheiden sich von Kindern und Jugendlichen mit diesen ganz normalen Entwicklungserscheinungen in dem *Ausmaß* und in der *Stärke* der Probleme. Sie haben im Vergleich zu anderen Kindern gleichen Alters ausgeprägte Auffälligkeiten in *drei Kernbereichen*: Sie fallen auf

- durch *Aufmerksamkeits- und Konzentrationsschwächen*,
- durch *impulsives Verhalten* und
- durch eine ausgeprägte *Unruhe.*

- *Aufmerksamkeits- und Konzentrationsschwächen:* Den Kindern oder Jugendlichen fällt es sehr schwer, begonnene Tätigkeiten zu Ende zu bringen, sie können sich nur für kurze Zeit auf eine Sache konzentrierten und sie lassen sich leicht ablenken. Dadurch unterlaufen ihnen ständig Flüchtigkeitsfehler. Meist sind diese Auffälligkeiten bei Tätigkeiten zu beobachten, die von anderen vorgegeben werden (z. B. Hausaufgaben, Aufgaben in der Schule). Bei manchen Kindern sieht man diese Probleme aber auch bei Beschäftigungen, die sie selbst wählen – beispielsweise beim Spiel, das sie ständig unterbrechen und nicht zu Ende bringen können.

- *Impulsives Verhalten:* Die Kinder oder Jugendlichen neigen dazu, plötzlich und ohne zu überlegen zu handeln. Sie folgen ihren ersten Einfällen und bedenken überhaupt nicht die Folgen. Sie beginnen Hausaufgaben, ohne sich die Aufgabe genau durchzulesen; sie platzen mit Antworten heraus, bevor Fragen zu Ende gestellt sind, sie unterbrechen andere häufig und sie können kaum abwarten, bis sie an der Reihe sind. Diese Probleme sind deutlich stärker ausgeprägt, als das normalerweise bei Kindern und Jugendlichen gleichen Alters der Fall ist.

- *Körperliche Unruhe:* Vor allem im Kindergarten- und im Grundschulalter fallen die Kinder durch ihre Ruhelosigkeit und ihr ständiges Zappeln auf. Die Kinder stehen häufig im Unterricht, bei den Hausaufgaben oder während des Mittagessens auf. Es fällt ihnen schwer, ruhig zu spielen und sie laufen oder klettern permanent herum. Wenn sie aufgefordert werden, ruhig zu sein oder sitzen zu bleiben, dann können sie sich meist nur für sehr kurze Zeit daran halten. Im Jugendalter ist die Unruhe geringer, aber es kann noch eine starke innere Unruhe und Anspannung vorherrschen.

3 In welchen Situationen treten dieses Probleme auf?

Diese Auffälligkeiten sind üblicherweise in verschiedenen Lebensbereichen zu beobachten – also nicht nur in der Familie, sondern auch im Kindergarten oder in der Schule und bei Freizeitaktivitäten mit Gleichaltrigen. Typischerweise treten die Probleme verstärkt in solchen Situationen auf, in denen von den Kindern oder Jugendlichen eine längere Ausdauer erwartet wird, beispielsweise im Unterricht, bei den Hausaufgaben oder beim Mittagessen. Dagegen kommen diese Auffälligkeiten bei vielen Kindern entweder gar nicht oder nur in verminderter Form vor, wenn sie sich in einer neuen Umgebung befinden, wenn sie nur mit einer Person zusammen sind oder wenn sie sich einer Lieblingsaktivität widmen, selbst wenn diese ein hohes Maß an Aufmerksamkeit erfordert (z. B. beim Computerspiel).

4 Wann werden diese Auffälligkeiten als eine Aufmerksamkeitsdefizit-/Hyperaktivitätsstörung (ADHS) bezeichnet?

Diese Probleme können unterschiedlich stark ausgeprägt sein. Bei manchen Kindern sind die Auffälligkeiten so stark, dass sie jedem schon nach kürzester Zeit auffallen. Sie sind im Kindergarten und in der Schule kaum tragbar und auch die Belastungen in der Familie können außerordentlich stark sein. Bei der Mehrzahl der Kinder sind die Probleme jedoch weniger stark ausgeprägt. Sie treten nicht in allen Situationen gleichermaßen auf und manchmal schaffen es diese Kinder auch über längere Zeit gut zurecht zu kommen. Der Übergang zwischen dem, wie Kinder sich normalerweise verhalten und einem auffälligem Verhalten ist fließend. Die Diagnose einer Aufmerksamkeitsdefizit-/Hyperaktivitätsstörung (ADHS) kann nur nach einer genauen Untersuchung gestellt werden. Meistens sind Kinderärzte die ersten Ansprechpartner. Viele verweisen die Kinder jedoch an Spezialisten weiter, das können Fachärzte für Kinder- und Jugendpsychiatrie sein oder auch Psychologen, die als Kinder- und Jugendlichenpsychotherapeuten arbeiten.

Die Merkmale, die Fachleute bei der Diagnose einer ADHS berücksichtigen, sind in der Checkliste im Anhang dieses Ratgebers (vgl. Seite 48 ff.) aufgelistet. Mit Hilfe dieser Checkliste können Sie für Ihr Kind überprüfen, wie viele dieser Punkte Ihrer Einschätzung nach zutreffen. Aus Ihren Antworten sollten Sie jedoch keine Diagnose ableiten; dazu ist eine Untersuchung bei einem spezialisierten Arzt oder Psychologen notwendig. Für die Diagnose einer ADHS müssen mehrere der Merkmale erfüllt sein und sie müssen deutlich stärker ausgeprägt sein, als dies bei Kindern gleichen Alters und gleicher Grundbegabung der Fall ist. Außerdem müssen die Probleme in verschiedenen Lebensbereichen auftreten, also beispielsweise sowohl in der Familie als auch im Kindergarten bzw. in der Schule. Fachleute werden deshalb nach Rücksprache mit den Eltern auch direkt mit Kindergarten-Erzieherinnen oder mit Lehrern sprechen.

5 Müssen in allen drei Kernbereichen Probleme auftreten?

In den Fachkreisen unterscheidet man verschiedene Unterformen von ADHS, nämlich:

- ADHS mit Auffälligkeiten in allen drei Kernbereichen (ADHS vom Mischtyp),
- ADHS, die hauptsächlich durch Aufmerksamkeitsschwächen aber weniger durch Impulsivität und motorische Unruhe gekennzeichnet ist (vorwiegend unaufmerksamer Typ) und
- ADHS, die hauptsächlich durch Impulsivität und motorische Unruhe und weniger durch Aufmerksamkeitsschwächen gekennzeichnet ist (vorwiegend hyperaktiv-impulsiver Typ).

Vermutlich sind diese Unterschiede auch durch verschiedene Schweregrade der Auffälligkeit erklärbar. Bei Kindern mit hohem Schweregrad sind alle drei Kernbereiche in allen Lebensbereichen auffällig, bei geringerem Schweregrad sind nicht alle drei Bereiche gleichermaßen auffällig und die Probleme treten auch nicht unbedingt in allen Lebensbereichen (Familie, Schule usw.) in gleicher Stärke auf.

Je nach Schwerpunkt der Störung werden auch noch andere Begriffe zu Bezeichnung dieser Problematik verwendet: Hyperkinetische Störung, Hyperaktivitätsstörung, Aufmerksamkeits-Defizit-Syndrom (ADS-Syndrom) sind die am häufigsten verwandten Begriffe. Sie werden aber oft auch synonym zu ADHS gebraucht.

6 Können diese Probleme auch Hinweise auf andere Störungen sein?

Wenn ein Kind oder Jugendlicher Unruhe, Konzentrationsschwierigkeiten und impulsives Verhalten zeigt, dann heißt das nicht automatisch, dass eine ADHS vorliegt, weil diese Auffälligkeiten auch bei anderen Störungen oder Belastungen auftreten können. Die wichtigsten sind im Folgenden kurz genannt:

- *Intelligenzminderung (z. B. Lernbehinderung):* Kinder und Jugendliche mit Intelligenzminderungen zeigen häufig im Vergleich zu Gleichaltrigen eine verminderte Ausdauer und Konzentrationsfähigkeit oder auch vermehrt impulsives Verhalten und eine größere Unruhe. Wenn Kinder ADHS-Symptomte haben und gleichzeitig Entwicklungsrückstände im Kindergartenalter zeigen oder schulische Leistungsprobleme in der Grundschule haben, dann muss deshalb auch die Begabung der Kinder untersucht werden. Wenn eine entsprechende Intelligenzminderung festzustellen ist, dann muss zunächst die beste Förderung und Beschulung für das Kind gefunden werden. Danach können weitere Hilfen zur Verminderung der Verhaltensprobleme bedacht werden.
- *Schulische Überforderung:* Einzelne Merkmale einer ADHS können in Zusammenhang mit einer schulischen Überforderung auch bei normal begabten Kindern und Jugendlichen auftreten, wenn das Kind also eine Schule besucht, die Anforderungen an es stellt, denen es nicht gerecht werden kann. Wenn Kinder also Leistungsprobleme in der Schule haben und schlechte Noten mit nach Hause bringen und zusätzlich Verhaltensauffälligkeiten zeigen, die ADHS-Symptomen ähnlich sind, dann muss abgeklärt werden, ob eine schulische Überforderung vorliegt.
- *Schulische Unterforderung:* In sehr seltenen Fällen können Konzentrationsprobleme in der Schule, impulsives Verhalten und körperliche Unruhe auch auf eine Unterforderung in der Schule hinweisen. Wenn

Kinder sehr begabt (hochbegabt) sind, dann kann es sein, dass sie in der Schule keine für sie interessanten Anregungen finden und sich Langeweile breit macht, die sich dann in entsprechenden Verhaltensauffälligkeiten äußert. In einem solchen Verdachtsfall ist ebenfalls eine genaue psychologische Untersuchung erforderlich.

- *Durch Medikamente bedingte ADHS-Symptome:* ADHS-Symptome können auch durch verschiedene Medikamente ausgelöst werden. Dazu gehören beispielsweise auch sehr häufig eingenommene Medikamente, wie manche Hustensäfte. Die Auffälligkeiten beginnen dann mit der Einnahme der Medikamente und verschwinden auch nach ihrem Absetzen wieder. Schwieriger kann es sein, wenn Kinder fortwährend bestimmte Medikamente nehmen müssen, die man nicht so einfach absetzen kann. Dazu gehören beispielsweise manche Medikamente, die Kinder mit einem Anfallsleiden (Epilepsie) bekommen. Wenn Ihr Kind ein Medikament nimmt und solche Verhaltensauffälligkeiten zeigt, dann fragen Sie Ihren Arzt, ob dieses Verhalten auch eine Nebenwirkung des Medikamentes sein kann.

- *Oppositionelle Verhaltensauffälligkeiten:* Kinder und Jugendliche mit oppositionellen und verweigerndem Verhalten können gegen Arbeiten oder schulische Aufgaben Widerstand leisten, die Anstrengung und Aufmerksamkeit verlangen, weil sie sich nicht den Forderungen anderer anpassen wollen. Sie zeigen außerdem häufig eine hohe Impulsivität. Solche oppositionellen Verhaltensweisen treten aber bei Kindern mit hyperkinetischen Störungen oft auch als zusätzliche Verhaltensprobleme auf, so dass eine Unterscheidung oft schwierig ist. Die Empfehlungen dieses Ratgebers können aber auch bei Kindern mit oppositionellem Verhalten hilfreich sein. Eine medikamentöse Behandlung ist dagegen bei diesen Kindern meist nicht sinnvoll.

- *Unruhe und Konzentrationsprobleme bei Kindern und Jugendlichen mit Ängsten:* Wenn Kinder oder Jugendliche vor bestimmten Situationen (z. B. Klassenarbeiten) Angst haben, dann reagieren sie oft mit Anspannung, Unruhe und können sich in diesen Situationen auch schlecht konzentrieren. Meist sind die Unruhe und Konzentrationsprobleme dann aber nur auf diese Situation begrenzt.

- *Unruhe und Konzentrationsprobleme bei Kindern und Jugendlichen mit trauriger Verstimmung und mit emotionalen Belastungen:* Kinder oder Jugendliche, die von ihrer Grundstimmung her traurig sind oder die eine starke emotionale Belastung haben, können mit Konzentrationsproblemen und auch mit Unruhe und Anspannung reagieren. Manchmal wirken sie aber eher apathisch oder sind wenig ansprechbar. Meist haben diese Probleme nicht den typischen kontinuierlichen Verlauf von ADHS-Symptomen, die üblicherweise schon im Kindergartenalter beginnen und bis ins Jugendalter hinein bestehen bleiben.

7 Welche weiteren Probleme treten häufig noch auf?

ADHS-Symptome treten selten alleine auf; häufig haben Kinder und Jugendliche mit ADHS auch noch weitere Probleme:

- *Oppositionelles und aggressives Verhalten:* Am häufigsten haben Kinder und Jugendliche mit ADHS zusätzlich oppositionelle und aggressive Verhaltensweisen. Sie befolgen wichtige Regeln in der Familie, im Kindergarten und in der Schule nicht, sie reagieren nicht auf Anweisungen von Erwachsenen, sie bekommen häufig Wutausbrüche und haben viel Streit mit Geschwistern und anderen Kindern. Im Jugendalter beachten manche die wichtigen soziale Regeln nicht; sie lügen sehr stark, um sich Vorteile zu verschaffen; sie stehlen in und außerhalb der Familie; sie schwänzen die Schule und bleiben nachts länger weg, als erlaubt und sie kommen durch Diebstahl, oder Zerstörung fremden Eigentums mit dem Gesetz in Konflikt.
- *Entwicklungsrückstände und Leistungsprobleme in der Schule:* Die meisten Kinder und Jugendlichen mit ADHS unterscheiden sich in ihrer grundlegenden Begabung nicht von anderen Kindern und Jugendlichen. Aber im Schulalter haben viele Kinder mit ADHS schlechtere Leistungen beim Lesen, Rechtschreiben oder im Rechnen und sie wiederholen deshalb auch häufiger eine Klasse. Gehäuft treten auch Ungeschicklichkeiten und Koordinationsschwierigkeiten auf, die ein schlechtes Schriftbild verursachen. Schon im Vorschulalter sind bei vielen Kindern Entwicklungsrückstände zu beobachten, vor allem in der Sprache, beim Zeichnen und in der Koordination von Bewegungen.
- *Unsicherheit und mangelndes Selbstvertrauen:* Viele Kinder und Jugendlichen mit ADHS entwickeln mit der Zeit Ängste und Unsicherheiten und trauen sich weniger zu als andere Kinder. Das gilt vor allem in jenen Situationen, in denen es um schulische Leistungen geht. Aber auch in anderen Situationen leiden die Kinder oft unter einem Mangel

an Selbstvertrauen. Da diese Kinder häufig Ablehnung von anderen erfahren – von Gleichaltrigen, von Eltern, von Erziehern und Lehrern – sind viele, wenn auch nicht alle Kinder in sozialen Situationen unsicher und zeigen wenig Selbstvertrauen. Diese Schwierigkeiten fallen häufig zunächst weniger auf, weil die anderen Probleme so sehr ins Auge springen.

- *Ablehnung durch Gleichaltrige:* Kinder und Jugendliche mit ADHS werden häufig von ihren Gleichaltrigen abgelehnt, entweder weil sie aufgrund ihrer ADHS-Symptome ständig beim Spiel stören oder weil sie wegen ihrer aggressiven Verhaltensweisen als Störenfriede empfunden werden. Viele Kinder mit diesen Verhaltensproblemen versuchen, andere zu dominieren und zu kontrollieren, was ebenfalls die Ablehnung durch Gleichaltrige hervorruft.

- *Belastete Beziehungen zu Erwachsenen:* Aufgrund der Verhaltensweisen von Kindern und Jugendlichen mit ADHS haben die Eltern vermehrt Auseinandersetzungen mit ihrem Kind und die Beziehungen zwischen den Eltern und dem Kind sind häufig sehr belastet. Eltern sind häufig regelrecht verzweifelt und haben das Gefühl, das Kind überhaupt nicht mehr zu erreichen und in der Erziehung völlig versagt zu haben. Das Kind hat das Gefühl, von den Eltern nur noch Ablehnung zu erfahren und seinen Eltern nichts recht machen zu können. Auch die Beziehungen zwischen dem Kind und der Erzieherin im Kindergarten oder mit der Lehrerin in der Schule sind häufig ähnlich angespannt.

8 Wie ist die weitere Entwicklung?

ADHS-Symptome beginnen vor dem Schulalter, meist sind sie spätestens im Alter von fünf bis sechs Jahren gut erkennbar. Häufig fallen diese Kinder aber schon im Kleinkindalter als Schreibabies auf; sie haben Verdauungsprobleme oder schlafen nicht durch.

- Im *Kindergartenalter* ist meistens die motorische Unruhe und extreme Umtriebigkeit besonders stark ausgeprägt. Den Kindern fällt es schwer, zu einem ruhigen und ausdauernden Spiel zu kommen. Manchmal treten die Auffälligkeiten im Kindergarten stärker auf als in der Familie, weil dort wesentlich mehr Reize auf das Kind einströmen. Viele Kinder fallen außerdem durch extreme Wutausbrüche und das Nichtbeachten von Grenzen und Anweisungen auf. Die Eltern sind häufig sehr stark durch das ungesteuerte Verhalten ihres Kindes belastet, das von den Eltern ein hohes Maß an Aufsicht aber auch Geduld erfordert, die aber nicht immer aufzubringen sind. Aufgrund der hohen Impulsivität der Kinder ist das Unfallrisiko zu Hause wie im Straßenverkehr deutlich erhöht.

- Mit der *Einschulung* geht meist eine deutliche Zunahme der Schwierigkeiten einher, weil die Kinder plötzlich mit Anforderungen an Ruhe, Ausdauer und Konzentrationsfähigkeit konfrontiert sind, denen sie nicht gewachsen sind. In der Familie wird die Bewältigung der Hausaufgaben häufig zum Kernproblem. Schlechte Leistungen in der Schule, vor allem Probleme beim Lesen- und Schreibenlernen, treten häufig, aber nicht immer auf. Aufgrund dieser Schwierigkeiten verlieren viele Kinder sehr schnell die Lust am Lernen. Aggressive Verhaltensweisen und Selbstwertprobleme können zunehmen. Die Schulschwierigkeiten können so stark sein, dass Klassenwiederholungen und Umschulungen notwendig werden.

- Mit Beginn der *Jugendalters* vermindert sich vor allem die körperliche Unruhe, während Aufmerksamkeitsprobleme und impulsive Handlungen häufig bleiben. Bei Kindern mit einem günstigen Verlauf der Problematik sind mitunter keine Unterschiede mehr zu den Gleichaltrigen festzustellen, auch wenn sie immer noch als sehr lebendig gelten. Jugendliche, die bereits als Kinder aggressiv auffällig waren, entwickeln gehäuft dissoziale Verhaltensprobleme, hauptsächlich in Form von Schuleschwänzen, ausgeprägtem Lügen und Stehlen. Bei Kindern, die über viele Jahre hinweg die Schule als sehr negativ erlebt haben, tritt eine extreme Abneigung gegen alles auf, was mit schulischer Leistung zu tun hat.

- Die Verhaltensprobleme des Jugendalters können sich bis ins *Erwachsenenalter* hinein fortsetzen, bei anderen vermindern sich die Probleme mit Eintritt in das Erwachsenenalter weiter. Am ungünstigsten ist die weitere Entwicklung bei jenen, die im Jugendalter dissoziale Verhaltensauffälligkeiten entwickelten und die Schule mit schwachen schulischen Leistungen abschließen.

9 Was sind die Ursachen?

Bis heute gibt es keine eindeutige und allumfassende Erklärung für die Entstehung dieser Auffälligkeiten. Allerdings sind sich die meisten Wissenschaftler einig, dass die Hauptursachen dieser Problematik in Veränderungen der Funktionsweise des Gehirns zu suchen sind. Diese Veränderungen sind so komplex, dass sie beim einzelnen Kind selbst mit modernen Untersuchungsmethoden meist nicht nachweisbar sind. Das Hirnstrombild (EEG) der Kinder ist in der Regel nicht oder nur minimal verändert. In wissenschaftlichen Untersuchungen der Neurotransmitter im Gehirn (das sind die Botenstoffe, die zwischen den einzelnen Hirnzellen die Verbindung herstellen) konnten teilweise typische Veränderungen bei Kindern mit ADHS nachgewiesen werden. Die Ursachen für diese Funktionsstörungen des Gehirns sind ebenfalls noch nicht eindeutig erforscht. Allerdings beeinflussen die Bedingungen, unter denen die Kinder in der Familie, im Kindergarten und in der Schule aufwachsen, die Ausprägung und den Verlauf dieser Auffälligkeiten erheblich. Im Einzelnen müssen also folgende Faktoren beachtet werden:

- Neue Studien weisen darauf hin, dass *erbliche Faktoren* bei der Entwicklung dieser Störungen eine bedeutende Rolle spielen. Vermutlich sind sie sogar der wichtigste Faktor. Diese erbliche Faktoren lösen vermutlich die Störungen der Hirnfunktionen aus.

- *Komplikationen und Belastungen während der Schwangerschaft, der Geburt oder in der Neugeborenenperiode* (z.B. Frühgeburt, starker Alkoholkonsum der Mutter in der Schwangerschaft, vorzeitige Wehentätigkeiten, Nabelschnurumschlingung bei der Geburt oder Sturz des Kindes vom Wickeltisch), die eine Beeinträchtigung der Hirnfunktionen *(Minimale Cerebrale Dysfunktionen MCD)* nach sich ziehen können, sind in Einzelfällen vermutlich von Bedeutung. Bei der überwiegenden Mehrzahl der Kinder mit ADHS lassen sich aber keine Hinweise auf solche Komplikationen finden.

- Manche Wissenschaftler vermuteten auch, dass *Bestandteile unserer Nahrung* bei einigen Kindern diese Auffälligkeiten verursachen können. Verschiedene Nahrungsbestandteile gerieten unter Verdacht, solche Störungen mitzuverursachen. Dazu gehören Zucker und Phosphate sowie Nahrungsmittelzusätze (z.B. Farbstoffe), aber auch viele andere Nahrungsmittel, von denen bekannt ist, dass sie Allergien (z.B. Hautallergien) auslösen können, beispielsweise Milcheiweiß. Nach dem gegenwärtigen Wissensstand kann der Einfluss dieser Nahrungsbestandteile auf das Verhalten bei den meisten Kindern vernachlässigt werden. Allerdings gibt es einige neuere Hinweise, dass die Einnahme von ungesättigten Fettsäuren bei manchen Kindern die Symptome lindern können.

- Neben den Funktionsstörungen des Gehirn beeinflussen *Umweltfaktoren* die Entwicklung von ADHS. Die familiären Bedingungen aber auch die Bedingungen im Kindergarten und in der Schule, unter denen die Kinder mit einer ADHS leben, sind zwar nicht die alleinige Ursache der Störung, aber sie können in einem erheblichen Maße die Stärke der Probleme und ihren weiteren Verlauf mitbestimmen. Aufgrund ihrer Unruhe und ihres impulsiven Verhaltens stoßen Kinder mit ADHS häufiger an Grenzen als andere Kinder und übertreten sie auch häufiger. Darüber hinaus reagieren Kinder mit ADHS auf die normalen Erziehungsmaßnahmen oft nicht so wie andere Kinder. Die Eltern, die Erzieher und die Lehrer geraten deshalb häufig in schwierige Erziehungssituationen. So entsteht ein Teufelskreis aus Ermahnungen und Grenzsetzungen und positive Erfahrungen treten gegenüber diesen negativen Ereignissen sowohl in der Familie als auch im Kindergarten oder in der Schule immer mehr in den Hintergrund. Dieser Teufelskreis wird im nächsten Kapitel ausführlich erklärt, weil er auch deutlich macht, wie den Kindern geholfen werden kann.

10 In welchen Teufelskreis geraten Eltern und andere Bezugspersonen häufig?

In Abbildung 1 ist der Teufelskreis dargestellt, in den typischerweise Familien mit Kindern geraten, die ADHS-Symptome haben. Aber auch im Kindergarten und in der Schule passiert das Gleiche und Erzieher und Lehrer geraten mit diesen Kindern in den gleichen Teufelskreis.

Der Teufelskreis läuft in mehreren Phasen ab:

1. *Die Eltern stellen dem Kind eine Aufforderung.* In ganz vielen alltäglichen Situationen stellen alle Eltern ihren Kindern Aufforderungen. Das Kind kann eine solche Aufforderung der Eltern befolgen oder auch nicht. Wenn das Kind tut, was die Eltern gesagt haben, dann achten die meisten Eltern nicht weiter auf ihr Kind, sondern machen etwas anderes, wie Essen kochen, Bügeln oder auch Zeitung lesen. Hyperkinetische Kinder reagieren schon alleine aufgrund ihrer Aufmerksamkeitsprobleme und Impulsivität häufig nicht auf solche Aufforderungen und dann beginnt der Teufelskreis.

2. *Die Eltern wiederholen ihre Aufforderung.* Die Eltern wiederholen zunächst ihre Aufforderung. Dies kann je nach Familie fünf- bis zehnmal

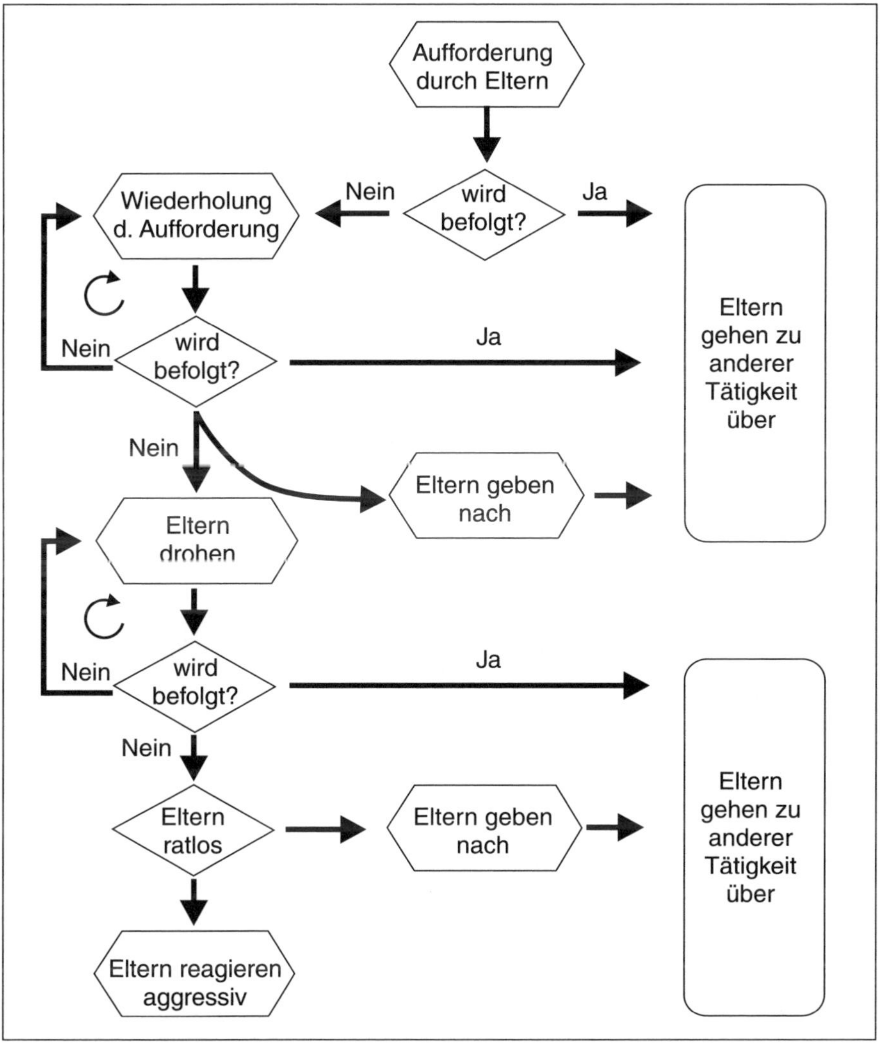

Abbildung 1: Der Teufelskreis

oder auch noch häufiger erfolgen. In der Regel werden die Eltern bei jeder Wiederholung der Aufforderung immer ärgerlicher und die Stimme wird immer lauter und gereizter. Auch hier hat das Kind wieder die Möglichkeit schließlich doch das zu tun, was die Eltern gesagt haben. In diesem Fall wenden sich die Eltern – meist schon recht ärgerlich

– wieder anderen Tätigkeiten zu, oft mit Worten wie: „Warum nicht gleich so?“ Tut das Kind immer noch nicht, was die Eltern sagen, dann geht der Teufelskreis weiter.

3. *Die Eltern drohen.* Meist gehen die Eltern dann dazu über, ihren Kindern mit Strafen zu drohen. Weil die Eltern zu diesem Zeitpunkt schon sehr ärgerlich sind, werden diese Drohungen oft sehr impulsiv ausgestoßen und sind nicht gut überlegt. Auch diese Drohungen können mehrfach wiederholt werden und immer heftiger ausfallen. Auch hier hat das Kind die Möglichkeit, irgendwann doch der Aufforderung der Eltern nachzukommen und die Eltern werden dann meist wütend das Zimmer verlassen und einer anderen Tätigkeit nachgehen. Tut das Kind immer noch nicht, was die Eltern gesagt haben, dann geht der Teufelskreis weiter.

4. *Die Eltern sind ratlos.* Meist wissen die Eltern dann an dieser Stelle nicht mehr weiter! Weder eine freundliche noch eine ärgerliche Aufforderung, noch Androhungen von Strafen bewegen das Kind dazu, das zu tun, was die Eltern wollen. Jetzt haben die Eltern zwei Möglichkeiten zu reagieren:
   - Entweder sie geben nach und fordern von ihrem Kind nicht mehr das, was sie eigentlich wollten – das Kinderzimmer bleibt unaufgeräumt, die liegengebliebenen Schuhe trägt die Mutter selbst weg oder das Kind kommt trotz dreckiger Finger zum Mittagessen.
   - Im anderen Fall reagieren die Eltern aggressiv auf das Kind; das Kind bekommt von den Eltern eine Ohrfeige oder auch eine Tracht Prügel oder wird mit Worten sehr abgewertet!

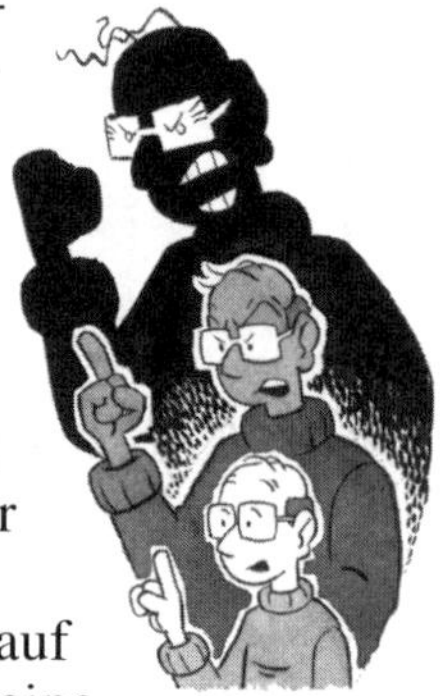

5. *Welche Erfahrungen macht das Kind im Teufelskreis?* In diesem Teufelskreis macht das Kind vielfältige ungünstige Erfahrungen, die eher dazu beitragen, dass die Verhaltensprobleme weiter zunehmen.
   - Geben die Eltern am Ende des Teufelskreises nach, macht das Kind die Erfahrung, dass es die „Nörgeleien“ der Eltern nur lange genug aushalten muss, um unangenehmen Aufforderungen aus dem Wege zu gehen. Es erfährt, dass die Aufforderungen und schließlich auch Drohungen der Eltern häufig nicht ernst zu nehmen sind. Bei der nächsten Aufforderung der Eltern wird das Kind noch eher

dazu tendieren, nicht auf das zu reagieren, was die Eltern sagen und immer unruhiger, unaufmerksamer und impulsiver werden. Die Eltern erziehen ihr Kind also ohne es zu wollen dazu, immer häufiger „nein“ zu sagen und immer stärkere ADHS-Symptome zu entwickeln!

- Reagieren die Eltern am Ende aggressiv, lernt das Kind, wie man sich zumindest als körperlich Stärkerer durchsetzen kann. Die Eltern bieten ihm ein aggressives Modell! Das Kind bekommt vorgelebt, dass gutes Zureden und auch Drohungen oft nichts nutzen, sondern letztlich nur der körperlich Stärkere gewinnt! Dies wird vielleicht dazu führen, dass das Kind das nächste Mal (aus Angst vor Schlägen) der Aufforderung nachkommt, aber außerhalb der Familie oder kleineren Geschwistern gegenüber wird es seine Erfahrung anwenden, dass der Stärkere siegt und die Wahrscheinlichkeit zu aggressivem Verhalten steigt!
- Auch wenn das Kind zu irgendeinem Zeitpunkt in dem Teufelskreis schließlich doch das tut, was die Eltern gesagt haben, macht es häufig ungünstige Erfahrungen. Die Eltern wenden sich dann meist den liegengebliebenen Tätigkeiten zu. Dies ist sehr verständlich, weil diese Kinder kosten oft soviel Kraft, Zeit und Nerven kosten, dass die Eltern froh sind, wenn sie endlich das tun können, was sie eigentlich die ganze Zeit schon vor hatten. Das Kind erlebt, dass sein angemessenes oder weniger problematisches Verhalten gar nicht weiter beachtet wird und die mangelnde Aufmerksamkeit wird dazu führen, dass das Kind in Zukunft eher seltener das tut, was die Eltern sagen. Außerdem führt dies dazu, dass Eltern und Kind schließlich fast nur noch negativ – ermahnend, schimpfend, schreiend, drohend, weinend – miteinander umgehen und positive Erfahrungen immer mehr in den Hintergrund treten. Eltern sagen dann oft sie mit Ihrem Kind nur noch schimpfen müssen und die Kinder erleben ihre Eltern nur noch als permanente Nörgler.

11 Was kann man tun?

Grundregel bei der Auswahl der Hilfen für hyperkinetische Kinder und Jugendliche ist, dass die Maßnahmen dort ansetzen sollen, wo die Probleme auftreten: beim Kind oder Jugendlichen selbst, in der Familie, im Kindergarten oder in der Schule. Dieses Prinzip ist deshalb von großer Bedeutung, weil die meisten Hilfsmaßnahmen sehr spezifisch wirken. Sie dürfen also beispielsweise nicht erwarten, dass sich durch Bewegungstherapie neben den Koordinationsstörungen, die viele Kinder haben, auch ADHS-Symptome in der Schule vermindern. Ebenso wenig kann erwartet werden, dass durch Maßnahmen in der Familie sich auch automatisch die Probleme im Kindergarten oder in der Schule vermindern und umgekehrt. Deshalb ist in der Regel eine Kombination von Maßnahmen notwendig, um dem Kind wirkungsvoll helfen zu können. Im Wesentlichen lassen sich fünf Möglichkeiten der Hilfe voneinander abgrenzen, die in den folgenden Kapiteln beschrieben werden:

- Was können Eltern tun?
- Was können Lehrer tun?
- Was können Jugendliche selbst tun?
- Was können Psychotherapeuten tun?
- Sind Medikamente hilfreich?
- Welche anderen Hilfen gibt es?

12 Was können Eltern tun?

Wenn Ihr Kind in der Familie Verhaltensauffälligkeiten zeigt, dann ist es wichtig, in der Familie etwas zu unternehmen und zu verändern. Sie können das in die eigene Hand nehmen oder Sie können dazu die Hilfe von „Profis“ in Anspruch nehmen. Wenn Sie die Hilfe eines Arztes oder Psychologen aufsuchen, dann wird er mit Ihnen gemeinsam überlegen, welche Schritte Sie in der Familie umsetzen können. Von der Vorstellung, man könne das Kind zu einem Therapeuten geben, der dann mit dem Kind in seinen vier Wänden eine Behandlung durchführt, damit das Kind danach keine Probleme mehr macht, sollten Sie sich verabschieden. Es kann durchaus sein, dass der Therapeut auch mit dem Kind arbeitet, aber er wird Sie sehr intensiv in diese Arbeit einbeziehen und mit Ihnen Maßnahmen besprechen, die direkt darauf abzielen, Veränderungen in der Familie herbeizuführen.

Hauptansatzpunkt dieser Maßnahmen ist der bereits dargestellte Teufelskreis, in den Eltern (aber auch alle anderen Bezugspersonen) so gut wie immer geraten. Dieser Ratgeber kann nur die acht wichtigsten Grundprinzipien zusammenfassen, die Eltern helfen können, aus diesem Teufelskreis zu entkommen. Die einzelnen Schritte werden in unserem Elternbuch mit dem Titel „Wackelpeter und Trotzkopf" (Döpfner, Schürmann & Lehmkuhl, 2006) ausführlich dargestellt.

Acht Grundprinzipien für Eltern von Kindern mit ADHS:
1. Tun Sie etwas für sich selbst!
2. Versuchen Sie nicht, perfekt zu sein!
3. Stärken Sie die positive Beziehung zu Ihrem Kind!
4. Stellen Sie klare Regeln auf!
5. Loben Sie Ihr Kind!
6. Seien Sie konsequent!
7. Versuchen Sie, die Probleme vorherzusehen!
8. Behalten Sie die Übersicht!

1

Tun Sie etwas für sich selbst! Es wird Sie verwundern, dass das erste Grundprinzip sich gar nicht mit dem Kind beschäftigt, sondern Sie daran erinnern möchte, Ihre eigenen Bedürfnisse nicht zu vernachlässigen. Kinder mit ADHS sind sehr anstrengend und erfordern von den Eltern unendlich viel Kraft. Um diese Kraft immer wieder neu schöpfen zu können, dürfen Sie Ihre eigenen Wünsche nicht völlig vernachlässigen. Überlegen Sie deshalb, wie Sie sich entspannen können, wie Sie sich selbst etwas Gutes tun können und auf welche Weise Sie sich entlasten können. Wechseln Sie sich mit Ihrem Partner oder mit anderen nahen Verwandten (z. B. Großeltern) in den Aufgaben der Erziehung ab. Auf diese Weise können Sie wieder neue Kraft für Ihr Kind schöpfen und nicht nur Sie selbst, sondern auch Ihr Kind wird davon profitieren.

2

Versuchen Sie nicht, perfekt zu sein! Die im Teufelskreis dargestellten typischen Fallen, in die man üblicherweise tappt, betreffen nicht nur Eltern von Kindern mit ADHS, sondern passieren allen Eltern. Normalerweise ist das auch nicht schlimm und die Erziehung der Kinder gelingt auch dann ganz gut, obwohl man immer wieder in solche Fallen hineingerät. Bei hyperkinetischen Kindern wirken sich nur diese Fehler aber leider stärker aus und sie treten auch häufiger auf als dies bei der Erziehung von Kindern im Allgemeinen der Fall ist. Sie sollten sich also immer bewusst sein, dass Fehler in der Erziehung das normalste auf der Welt sind und niemand perfekt sein kann. Wenn Sie nach Perfektionismus streben, machen Sie sich nur selbst und damit auch Ihr Kind unglücklich. Versuchen Sie also die folgenden Prinzipien so gut es geht zu beachten und hadern Sie nicht mit sich selbst, wenn es Ihnen nicht immer so gut gelingt.

3 **Stärken Sie die positive Beziehung zu Ihrem Kind!** Anhand des Teufelskreises kann man erkennen, dass die Eltern-Kind-Beziehung häufig so sehr belastet ist, dass die positiven Anteile und Erfahrungen sowohl von den Eltern als auch von dem Kind kaum noch erkannt werden können. Deswegen ist es sehr wichtig, dass Sie sich bemühen, die positiven Anteile in Ihrer Beziehung wieder stärker zum Vorschein kommen zu lassen. Das ist einfacher gesagt als getan! Ein hilfreicher Weg dabei ist, dass Sie sich bewusst machen, was alles mittlerweile im Alltag ohne größere Probleme oder besser gelingt als früher. Beachten Sie dabei bitte auch die Selbstverständlichkeiten. Denken Sie immer daran, dass Ihr Kind aufgrund der ADHS in vielen alltäglichen Situationen eingeschränkt ist und wesentlich mehr Kraft und Anstrengung aufbringen muss, um Aufgaben zu bewältigen, die für andere vielleicht selbstverständlich sind. Versuchen Sie also so häufig wie möglich, Ihrem Kind etwas Nettes zu sagen, ihm zu zeigen, worüber Sie sich freuen und dass Sie es mögen. Nehmen Sie sich auch immer wieder Zeit, mit Ihrem Kind zu spielen und andere angenehme Aktivitäten durchzuführen. Es geht dabei gar nicht darum, möglichst viel Zeit mit dem Kind zu verbringen, sondern mehr darum, möglichst häufig, wenn auch nur für Minuten, etwas Angenehmes zu erleben.

4 **Stellen Sie klare Regeln auf!** Kinder mit ADHS können sich selbst nicht so gut steuern, wie das anderen Kindern möglich ist. Deshalb müssen die Eltern diese Kinder mehr lenken, als das sonst notwendig ist. Ein wichtiges Mittel dabei sind möglichst klare Regeln, an die das Kind sich halten soll. Regeln geben Halt, Orientierung und Sicherheit. In vielen Familien gibt es sehr viele Regeln, die aber nicht konsequent angewandt werden. Es ist viel hilfreicher, wenige Regeln aufzustellen, diese aber konsequent anzuwenden als viele Regeln immer wieder neu hervor zu zaubern, aber dann nicht auf ihre Einhaltung zu achten. Versuchen Sie daher, gemeinsam mit Ihrem Partner, die wichtigsten Familienregeln aufzustellen und sie mit Ihrem Kind

zu besprechen. Je älter das Kind ist, um so wichtiger ist es, dass das Kind aktiv daran beteiligt wird. Stellen Sie nur die Regeln auf, bei denen Sie auch dafür sorgen können, dass sie eingehalten werden.

5 **Loben Sie Ihr Kind!** Loben Sie Ihr Kind immer dann, wenn es etwas gut gemacht hat und vor allem dann, wenn es Regeln einhält. Wenn Sie Ihr Kind einerseits bei einer Regelverletzung (zurecht) zur Verantwortung ziehen, dann müssen Sie es aber auch andererseits dafür loben, wenn es die Regel einhält. Bedenken Sie immer dabei, dass es Ihrem Kind schwerer als anderen Kindern fällt, Regeln einzuhalten. Sie brauchen jedoch nicht gleich in Lobpreisungen auszubrechen, wenn Ihr Kind die Straßenschuhe an die richtige Stelle gestellt hat, aber ein freundliches Nicken, ein kurzes Lächeln oder ein ermunterndes „schön“ kann viel helfen.

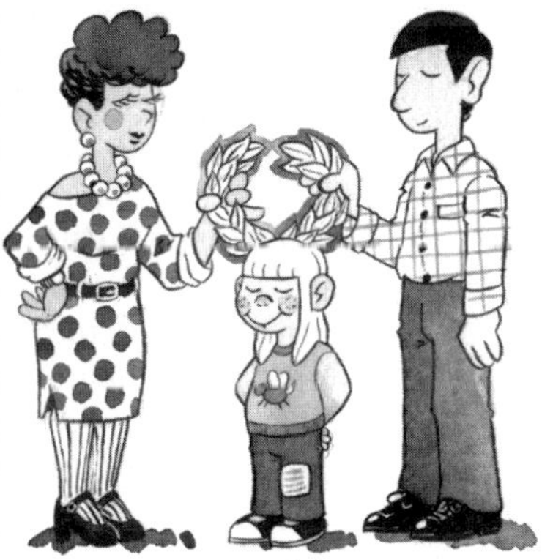

6 **Seien Sie konsequent!** Wenn Sie Ihr Kind regelmäßig dafür loben, dass es sich an die vereinbarten Regeln hält, dann haben Sie auch das Recht, immer dann eine negative Konsequenz folgen zu lassen, wenn es sich nicht an diese Regeln hält. Die Konsequenzen müssen nicht hart sein, viel wichtiger ist es, dass sie immer erfolgen, wenn das Kind die Regeln übertritt. Überlegen Sie für jede Regel, die Ihnen wichtig ist, welche Konsequenz Sie erfolgen lassen können, falls das Kind die Regel nicht beachtet. Stimmen Sie sich darin mit Ihrem Partner oder anderen wichtigen Bezugspersonen des Kindes ab. Es ist extrem wichtig, dass Sie sich in den wichtigsten Regeln und Konsequenzen einig sind. Die Konsequenzen sollen unmittelbar auf das Problemverhalten erfolgen und nicht erst Stunden später. Kinder mit ADHS unterscheiden sich von anderen Kindern darin, dass sie kaum auf verzögerte oder nur gelegentlich erfolgende Konsequenzen reagieren. Deshalb ist es so wichtig, dass positive wie auch negative Konsequenzen möglichst unmittelbar und regelmäßig eintreten.

7 **Versuchen Sie, die Probleme vorherzusehen!** Als Eltern wissen Sie, welche Situationen mit Ihrem Kind besonders häufig problematisch sind. Bei vielen Kindern sind das die Hausaufgaben, oder wenn Besuch kommt, oder wenn Sie gemeinsam Bekannte besuchen und wenn Sie mit Ihrem Kind in der Öffentlichkeit sind (z. B. im Bus, im Supermarkt oder in einem Restaurant). Versuchen Sie mit Ihrem Kind darüber in einer ruhigen Minute zu sprechen und vereinbaren Sie mit ihm, dass Sie es immer kurz vorher an die drei wichtigsten Regeln erinnern. Sie können auch mit Ihrem Kind eine Belohnung vereinbaren, wenn es sich in einer solchen Situation an diese Regeln hält. In unserem ausführlichen Elternbuch zeigen wir Ihnen, wie sie Belohnungspläne mit Ihrem Kind ausarbeiten können.

8 **Behalten Sie die Übersicht!** Kinder mit ADHS zu erziehen ist Schwerstarbeit! Daher bleibt es auch nicht aus, dass Eltern gelegentlich nicht mehr weiter wissen und verzweifelt oder wütend reagieren. Versuchen Sie immer daran zu denken, dass Sie als Eltern den Überblick behalten sollten und versuchen Sie trotz allem, ruhig zu bleiben und einen inneren Abstand zu bewahren. Vielen Eltern hilft es, wenn Sie sich in kritischen Situationen immer wieder vor Augen führen, dass Ihr Kind eine Beeinträchtigung hat, die es im schwer macht, so zu reagieren wie andere Kinder. Bleiben Sie also so ruhig wie möglich. Manchmal ist es hilfreich, eine Auseinandersetzung mit dem Kind zu unterbrechen, in ein anderes Zimmer zu gehen oder einen kleinen Spaziergang zu machen, um dann mit neuer Kraft und mehr Gelassenheit die Probleme zu lösen.

Versuchen Sie diese acht Grundprinzipien im Umgang mit Ihrem Kind zu beachten. Das ist zwar leichter gesagt als getan, aber eine gute Orientierung! Eine ausführlichere Anleitung können Sie dem Buch mit dem Titel Wackelpeter und Trotzkopf (Döpfner, Schürmann & Lehmkuhl, 2006) entnehmen, dessen Inhalt im Anhang kurz beschrieben ist. Natürlich kann auch dieses ausführliche Programm nicht die Arbeit eines Therapeuten ersetzen. Wenn Sie große Probleme mit der Anwendung dieser Prinzipien haben, dann sollten Sie einen Therapeuten suchen, der mit Ihnen die konkrete Umsetzung erarbeiten kann.

13 Was können Lehrer tun?

In einen solchen Teufelskreis geraten übrigens nicht nur die Eltern mit ihren Kindern, auch in der Schule dreht sich dieser Teufelskreis häufig sehr heftig: Die Lehrerin ermahnt ständig das Kind, wird schließlich ärgerlich und weiß nicht mehr, was sie tun soll. Wenn es dem Kind aber gelegentlich gelingt, den Aufforderungen der Lehrerin nachzukommen, dann ist die Lehrerin so froh darüber, dass sie jetzt endlich wieder mit dem Unterricht weitermachen kann und kommt deshalb kaum dazu, das Kind zu loben und ihm ihre Aufmerksamkeit zu schenken. Lehrer von Kindern mit hyperkinetischen Störungen sind häufig in einer besonders schwierigen Position. Sie müssen von dem Kind ein Verhalten einfordern, das diesen besonders schwer fällt – nämlich über längere Zeit ruhig auf einem Platz sitzen zu bleiben und sich auf eine von 25 bis 30 Personen im Raum zu konzentrieren und alle anderen möglichst wenig beachten. Hinzu kommt, dass in einer Kasse meist nicht nur ein „ Problemkind" sitzt sondern gleich mehrere und dass die Vielzahl von Aufgaben – den Lehrplan einhalten, alle Kinder unterrichten, auf die Einhaltung von Regeln achten, für die individuellen Bedürfnisse der Kinder offen sein, usw. – die Lehrerin und den Lehrer häufig überfordern. Auf die individuellen Bedürfnisse von Kindern mit ADHS einzugehen, ist in einer solchen Situation besonders schwer. Deshalb orientieren sich die folgenden Hinweise an dem Grundprinzip, Hilfen zunächst auf der Klassenebene anzubieten, bevor individuelle Hilfen für das einzelne Kind eingesetzt werden. Allerdings sind solche individuellen Hilfen meist nicht zu vermeiden.

Elf Grundprinzipien für Lehrerinnen und Lehrer von Kindern mit ADHS:
1. Behalten Sie die Übersicht! 2. Überprüfen Sie die Zusammensetzung der Klasse. 3. Überprüfen Sie die Organisation des Klassenzimmers. 4. Gestalten Sie den Unterricht möglichst strukturiert und abwechslungsreich. 5. Stärken Sie Ihre positive Beziehung zum Kind. 6. Sprechen Sie die Probleme an. 7. Stellen Sie klare Regeln auf. 8. Loben Sie das Kind häufig und unmittelbar. 9. Seien Sie konsequent. 10. Leiten Sie das Kind zur Selbstkontrolle an. 11. Halten Sie einen engen Kontakt zu den Eltern.

1 **Behalten Sie die Übersicht!** Kinder mit ADHS in der Klasse zu unterrichten, ist Schwerstarbeit! Kinder mit ADHS können einem den letzten Nerv rauben, sie können provozieren und jeden Pädagogen zur Ratlosigkeit treiben. Versuchen Sie immer daran zu denken, dass das Kind an einer spezifischen organisch mitbedingten Einschränkung seiner Fähigkeiten leidet und deshalb spezieller pädagogischer Unterstützung und Förderung bedarf. Dies kann Ihnen dabei helfen, einen professionellen inneren Abstand zu bewahren und auch in Situationen ruhig zu reagieren, in denen es schwer fällt. Seien Sie aber auch nachsichtig mit sich selbst und erwarten sie nicht, dass Sie immer in allen Situationen pädagogisch perfekt handeln werden

2 **Überprüfen Sie die Zusammensetzung der Klasse.** Obwohl Kinder mit ADHS einen Bedarf an speziellen pädagogischen Maßnahmen haben, müssen sie nicht automatisch in einer Sonder- oder Förderschule beschult werden. Bevor ein solcher Schritt gemacht wird, sollten alle anderen pädagogischen und therapeutischen Maßnahmen ausgeschöpft werden. Prinzipiell ist es hilfreich, wenn die Kinder in Klassen mit einer möglichst geringen Klassenstärke oder auch in einer Integrationsklasse beschult werden. Außerdem sollte die Anzahl anderer Problemkinder in der Klasse begrenzt sein. Deshalb kann es durchaus sinnvoll sein, das Kind in einer parallelen, kleineren oder mit weniger Problemkindern belasteten Klasse zu beschulen.

3 **Überprüfen Sie die Organisation des Klassenzimmers.** Überprüfen Sie, ob das Kind in der Klasse an einem günstigen Platz sitzt. Im Allgemeinen ist es für Kinder mit ADHS günstiger, relativ weit vorne in der Klasse zu sitzen, so dass die Ablenkungsmöglichkeiten gering sind und die Lehrerin relativ schnell direkt beim Kind sein kann. Das Kind sollte außerdem nach Möglichkeit in der unmittelbaren Nähe von anderen Kindern sitzen, die als gute Modelle wirken können und nicht neben anderen unruhigen Kindern. Manchmal ist es auch hilfreich, dass das Kind vorübergehend an einem Einzeltisch, aber nicht an einem Fenster sitzt. Ein Tisch, an dem das Kind frontal auf die Lehrerin und die Tafel schauen kann, ist besser als ein Gruppentisch mit mehreren Kindern, der so steht dass das Kind den Kopf drehen muss, um die Tafel zu sehen.

4 **Gestalten Sie den Unterricht möglichst strukturiert und abwechslungsreich.** In der Regel fällt den Kindern mit ADHS die Mitarbeit und Konzentration auf den Unterricht bei stärker durchstrukturiertem Unterricht leichter als bei Freiarbeit. Bedenken Sie, dass es den Kindern an Selbststeuerungsfähigkeit fehlt und dass sie deshalb mehr und nicht weniger Außensteuerung brauchen. Dennoch sollten die einzelnen Lerneinheiten möglich kompakt und kurz gehalten werden und Sie sollten auf einen Wechsel verschiedener didaktischer Mittel und Unterrichtsaktivitäten achten, ohne dass dabei zu viel Unruhe aufkommt. Kurze Bewegungsphasen (wenige Minuten) können vor allem in den ersten Klassen der Grundschule hilfreich sein.

5 **Stärken Sie Ihre positive Beziehung zum Kind.** Der bereits dargestellte Teufelskreis findet auch in der Interaktion zwischen Lehrern und Kind statt. Nicht nur die Eltern-Kind-Beziehung, sondern auch die Lehrer-Schüler-Beziehung ist häufig so sehr belastet ist, dass die positiven Anteile und Erfahrungen sowohl von den Lehrern als auch vom Kind kaum noch wahrgenommen werden können. Deswegen ist es sehr wichtig, dass Sie sich bemühen, die positiven Anteile in Ihrer Beziehung wieder stärker zum Vorschein kommen zu lassen. Das ist natürlich im Klassenverband noch schwerer zu realisieren als in der Familie. Versuchen Sie sich bewusst zu machen, was alles im Unterricht ohne größere Probleme oder mittlerweile besser gelingt als früher. Beachten Sie dabei bitte die auch die sogenannten Selbstverständlichkeiten. Denken Sie immer daran, dass das Kind aufgrund der hyperkinetischen Störung gerade im Unterricht eingeschränkt ist und wesentlich mehr Kraft und Anstrengung aufbringen muss, um Anforderungen zu bewältigen, die für andere vielleicht selbstverständlich sind. Überlegen Sie, in welchen Situationen Sie mit dem Kind für kurze Zeit alleine sprechen können, beispielsweise gelegentlich während der Pausenaufsicht oder kurz nach der Unterrichtsstunde. Versuchen Sie Zeit zu finden, um dem Kind seine positiven Verhaltensansätze in ansonsten kritischen Situationen zurückzumelden. Dafür genügen kurze Zeiten von ein bis zwei Minuten, am besten am Ende des Unterrichtes.

6 **Sprechen Sie die Probleme an.** Meist ist es sinnvoll, dass Sie nicht nur mit dem Kind, sondern auch mit der gesamten Klasse über die Probleme des Kindes sprechen. Sie können beispielsweise erklären, dass es dem Kind besonders schwer fällt, sich zu konzentrieren und spezielle Maßnahmen (z. B. besonderer Sitzplatz) für diesen Kind eine wichtige Hilfe darstellt – genauso wie Kinder, die nicht gut sehen können, eine Brille haben. Scheuen Sie nicht davor zurück, das Problem vor der Klasse beim Namen zu nennen. Meist haben diese Kinder aufgrund ihres Verhaltens schon ein negatives Image, auch bei den Klassenkameraden. Wenn man deutlich machen kann, dass dies eine Einschränkung für das Kind ist, so wie viele andere Kinder andere Einschränkungen haben (nicht gut sehen können oder im Sport nicht so gut sind), dann kann man das Kind einerseits entlasten und andererseits auch für das Kind und für besondere Hilfen werben, die diesem Kind zuteil werden. Achten Sie aber darauf, dass das Kind ein solches Gespräche nicht als beschämend erlebt.

7 **Stellen Sie klare Regeln auf.** Besprechen sie mit der ganzen Klasse allgemeine Klassenregeln, die für alle gelten. Legen Sie nur Regeln fest, für deren Einhaltung Sie auch sorgen können. Deshalb sollten Sie sowohl positive Konsequenzen überlegen, die erfolgen, wenn die Regeln eingehalten werden, als auch negative Konsequenzen bei Regelverstoß. Fertigen sie gemeinsam mit den Schülern einen Poster mit den Klassenregeln an und hängen Sie ihn gut sichtbar in der Klasse auf. Mit dem Kind mit ADHS können Sie zusätzlich maximal zwei Sonderregeln vereinbaren (z. B. auf dem Platz sitzen bleiben), bei deren Beachtung auch Sonderbelohnungen erfolgen. Wenn Sie zuvor mit der Klasse über die besonderen Probleme des Kindes gesprochen haben, dann werden die Klassenkameraden eine solche Sonderregelung auch akzeptieren. Machen Sie noch einmal deutlich, dass das hyperkinetische Kind sich in besonderem Maße anstrengen muss, um ein bestimmtes Verhalten zu zeigen, das für andere kaum anstrengend ist. Die Sonderbelohnung gibt es für die vermehrte Anstrengung.

8 **Loben Sie das Kind häufig und unmittelbar.** Loben Sie das Kind, immer dann, wenn es etwas gut gemacht hat und vor allem dann, wenn es die vereinbarten Regeln einhält. Wenn Sie das Kind bei einer Regelverletzung (zurecht) zur Verantwortung

ziehen, dann müssen Sie es auch dafür loben, wenn es die Regel einhält. Bedenken Sie immer dabei, dass es dem Kind schwerer als anderen Kindern fällt, Regeln einzuhalten. Bei hyperkinetischen Kinder kann das Verhalten weniger als bei anderen Kindern durch gelegentliches oder verzögertes Lob beeinflusst werden. Deshalb ist eine häufige und unmittelbare Zuwendung wichtig. Als Belohnung können Sie auch Stempel-Bilder oder auch ein Punkte-System (Token-System) verwenden. Die gesammelten Punkte können in Vergünstigungen (z.B. spezielle Spielzeit, Tafeldienst, weniger Hausaufgaben) eingetauscht werden. Solche Systemen haben sich im Unterricht schon sehr bewährt! Bei guter Zusammenarbeit mit dem Elternhaus kann auch ein Eintausch der Punkte in Belohnungen in der Familie erfolgen.

9 **Seien Sie konsequent.** Wenn Sie das Kind regelmäßig dafür loben, dass es sich an die vereinbarten Regeln hält, dann haben Sie auch das Recht, immer dann eine negative Konsequenz folgen zu lassen, wenn es sich nicht an diese Regeln hält. Die Konsequenzen sollen unmittelbar auf das Problemverhalten erfolgen und nicht erst Stunden später. Kinder mit ADHS unterscheiden sich von anderen Kindern darin, dass sie kaum auf verzögerte oder nur gelegentlich erfolgende Konsequenzen reagieren. Deshalb ist es so wichtig, dass positive wie auch negative Konsequenzen möglichst unmittelbar und regelmäßig eintreten. Erwarten Sie nicht, dass Kinder aufgrund von Einsicht die Regeln einhalten. Im Klassenverband ist es häufig schwer, angemessene und schnell anwendbare negative Konsequenzen zu finden. Manchmal ist ein Punkte-Entzugs-Plan sehr hilfreich (genaue Beschreibung: siehe Buch „Wackelpeter und Trotzkopf" von Döpfner et al., 2006). Sie sollten darüber hinaus auch die Möglichkeit haben, das Kind für kurze Zeit aus der Klasse zu schicken. Das ist manchmal mit Problemen hinsichtlich der Aufsichtspflicht verbunden. Es gibt jedoch meist gute Lösungen für dieses Problem, wenn es im Lehrerkollegium diskutiert wird (z.B. für kurze Zeit in die Nachbarklasse und Stillbeschäftigung, oder in das Sekretariat).

10 **Leiten Sie das Kind zur Selbstkontrolle an.** Ältere Schüler (etwa ab der vierten Klasse Grundschule) können zur Beobachtung der eigenen Probleme und zur Selbstkontrolle angeleitet

werden. Einige dieser Punkte, die im nächsten Kapitel behandelt werden, können Sie mit dem Kind/Jugendlichen erarbeiten und ihm regelmäßig Rückmeldung dafür geben, wie gut es ihm gelungen ist, die gemeinsam erarbeitete Regel umzusetzen.

11 **Halten Sie einen engen Kontakt zu den Eltern.** Versuchen Sie, mit den Eltern in einen regelmäßigen Austausch zu treten. Besprechen Sie mit den Eltern möglichst klar die auftretenden Probleme. Häufig haben die Eltern ähnliche Schwierigkeiten mit dem Kind zu Hause. Mitunter sind aber die Probleme in der Schule stärker als in der Familie, weil die Anforderungen an Konzentration und Ausdauer im Unterricht höher sind. Versuchen Sie, mit den Eltern zu gemeinsamen Problemlösungen zu gelangen, vermeiden Sie dabei eine Haltung, die von den Eltern als vorwurfsvoll wahrgenommen werden könnte und die Eltern nur dazu bewegt, sich schützend vor Ihr Kind zu stellen, anstatt gemeinsam an einer Lösung der Probleme zu arbeiten. Wenn Sie den Eindruck gewinnen, dass die Probleme nicht ohne therapeutische Hilfe bewältigt werden können, dann empfehlen Sie den Eltern, das Kind zur weiteren Abklärung bei dem schulpsychologischen Dienst, einem Kinder- und Jugendlichenpsychotherapeuten oder einem Kinder- und Jugendpsychiater vorzustellen.

14 Was können Kinder und Jugendliche selbst tun?

Dieser Abschnitt wendet sich an Kinder und Jugendliche etwa ab dem Alter von zehn oder elf Jahren. Dieser Ratgeber informiert über Schwierigkeiten, die viele Kinder und Jugendliche haben, und die wir als hyperkinetische Störungen bezeichnen. Auf den ersten Seiten dieses Ratgebers wurden diese Probleme genauer beschrieben. Kinder und Jugendliche mit ADHS fällt es besonders schwer, sich längere Zeit ausdauernd mit einer Sache zu beschäftigen; sie können sich schlecht konzentrieren, lassen sich leicht ablenken und machen viele Flüchtigkeitsfehler. Viele sind auch sehr unruhig. Näheres dazu findest du auf den ersten Seiten dieses Ratgebers.

Kinder und Jugendliche mit diesen Schwierigkeiten haben vor allem in der Schule, aber auch bei den Hausaufgaben und ganz allgemein in der Familie viele Probleme. Manche haben zudem auch Probleme mit den Gleichaltrigen. Dieser Ratgeber gibt Eltern und Lehrern Hinweise, die helfen können, deine Probleme in den Griff zu bekommen. du kannst aber auch selbst einiges dazu tun und je älter du wirst, um so wichtiger wird deine aktive Mitarbeit. Wenn die Probleme sehr stark sind, dann brauchst du die Unterstützung eines Profis, d.h. eines speziellen Therapeuten, der dir hilft, die Probleme zu lösen. Wir wollen dir hier nur einige Tipps geben, die schon vielen Kindern und Jugendlichen geholfen haben. Das Hauptproblem ist allerdings nicht, die schlauen Tipps zu geben, sondern die Tipps anzuwenden. Da geht es dir übrigens nicht anders als deinen Eltern oder Lehrern. Hier nun die Tipps:

Sechs Tipps für Kinder und Jugendliche, die Probleme mit ihrer Konzentrationsfähigkeit und Ausdauer haben:
1. Verschaffe dir Klarheit über deine Probleme!
2. Überlege, ob du das Problem lösen möchtest!
3. Bestimme deine Zwischenziele und mache dir einen Plan!
4. Setze deinen Plan um und beobachte dich selbst!
5. Bewerte dich selbst und setze dir neue Ziele!
6. Bleib dran, gib nicht auf!

1 **Verschaffe dir Klarheit über deine Probleme!** Überlege dir möglichst genau, wie deine Probleme aussehen. Bleibe nicht bei allgemeinen Eigenschaftsbeschreibungen (z.B.: ich bin unruhig, ich kann mich nicht konzentrieren, ich in zu doof) stehen, sondern versuche jedes einzelne Problem möglichst genau zu beschreiben (z.B.: ich melde mich zu wenig im Englischunterricht; ich trödle bei den Hausaufgaben und mache alles mögliche Andere; es fällt mir schwer, im Unterricht auf meinen Platz sitzen zu bleiben).

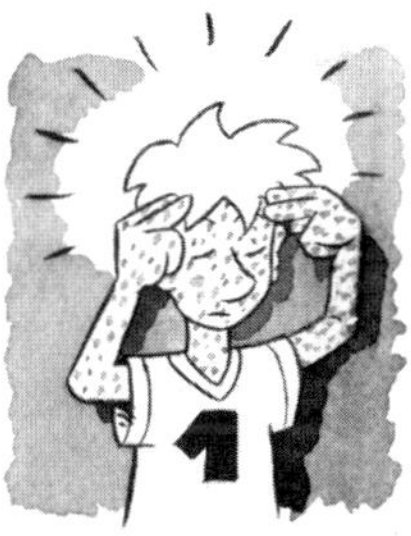

2 **Überlege, ob du das Problem lösen möchtest!** Eine bestimmte Sache hat nie nur Nachteile oder nur Vorteile. Überlege daher bitte genau, ob du das Problem wirklich ändern möchtest. Wenn du zu der Schlussfolgerung kommst, dass mit einem bestimmten Problem hauptsächlich Nachteile verbunden sind – z.B. dass du nur Ärger und schlechte Noten bekommst, weil du im Un-

terricht oft dazwischen redest – dann solltest du dir zum Ziel setzen, dieses Problem zu verändern. Wichtig dabei ist jedoch vor allem deine eigene Einschätzung und nicht die deiner Eltern oder Lehrer. Wenn du also beispielsweise meinst, dass die Note Vier in Englisch o.k. ist, dann solltest du dir auch nicht das Ziel setzen, eine bessere Note zu erreichen. Wichtig ist deine Einschätzung. Du kannst natürlich die Vor- und Nachteile einer Sache mit deinen Eltern diskutieren, am Ende soll aber deine Entscheidung stehen.

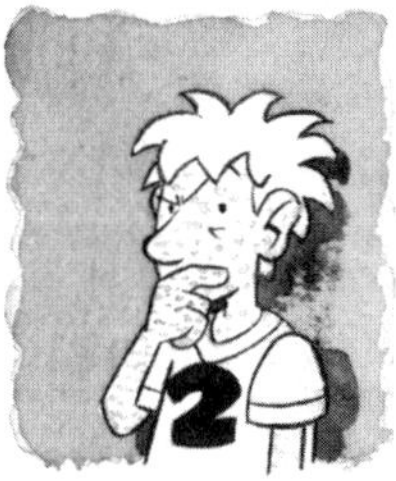

3 **Bestimme deine Zwischenziele und mache dir einen Plan!** Wenn du dir ein Ziel ausgewählt hast, dann ist es sehr wichtig, dass du Zwischenziele bestimmst. In den seltensten Fällen gelingt es, ein Ziel auf einmal zu erreichen. Wenn du dir also beispielsweise zum Ziel gesetzt hast, dass du im Englischunterricht mehr mitmachen möchtest, dann kannst du dir zunächst vornehmen, in jeder Englischstunde dich mindestens einmal zu melden. Wenn du das Ziel hast, in Englisch eine bessere Note zu bekommen, dann kannst du dir zunächst zum Ziel setzen, jeden Tag zehn Vokabeln zu lernen. Die Zwischenziele dürfen nicht zu groß ausfallen und du solltest auch nicht das Erreichen von solchen Zwischenzielen als Kleinigkeit abtun. Am besten ist es, wenn du dir für jeden Tag ein bestimmtes Tagesziel vornimmst.

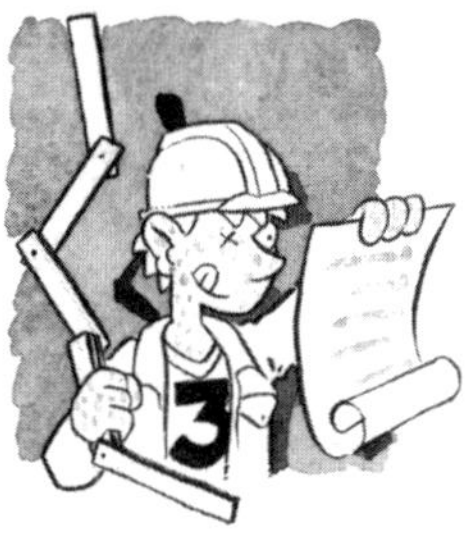

4 **Setze deinen Plan um und beobachte dich selbst!** Versuche deinen Plan umzusetzen. Mache dir Merkzettel oder irgendwelche Zeichen, die dich an dein Ziel immer wieder erinnern. Notiere dir auf ein Blatt Papier jeden Tag, wie gut du dein Ziel für diesen Tag erreicht hast (z. B. wie häufig du dich im Unterricht gemeldet hast, wie gut du die Vokabeln gelernt hast, wie zügig du deine Hausaufgaben gemacht hast).

5 **Bewerte dich selbst und setze dir neue Ziele!** Scheue dich nicht, dich selbst zu loben, wenn es dir gelungen ist, für diesen Tag dein Ziel zu erreichen, auch wenn es nur ein kleines Zwischenziel ist. Wenn du dein Tagesziel nicht erreicht hast, dann

werfe nicht gleich alles in die Ecke, sondern mache dir Mut für den nächsten Tag. Wenn du ein wichtiges Zwischenziel erreicht hast, dann solltest du dir selbst auch etwas gönnen – z. B. ins Kino gehen oder eine Extrarunde deines Lieblingsspiels auf dem Computer spielen. Vielleicht kannst du deine Eltern auch davon überzeugen, dass sie dir für deine Anstrengungen eine Belohnung geben.

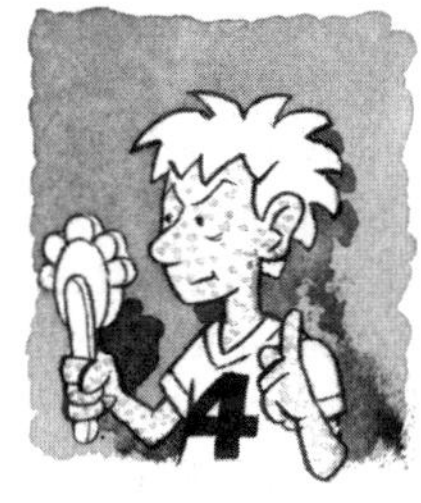

6 **Bleib' dran, gib nicht auf!** Du hast sicher beim Lesen dieser Tipps gemerkt, dass das Ganze ziemlich anstrengend werden kann. Sicher wirst du auf diesem Weg auch Misserfolge haben. Lass dich aber davon nicht entmutigen, sondern bleib' dran und gib nicht auf. Wenn dir das gelingt, dann wird dir später einiges leichter fallen als jetzt. Es ist aber auch wichtig, dass man sich die Ziele auswählt, die man wirklich erreichen kann. Deshalb kann es auch sinnvoll sein, einfach ein anderes, leichter zu erreichendes Ziel auszuwählen, wenn es mit einem Ziel nicht geklappt hat.

15 Was können Psychotherapeuten tun?

Wenn die Probleme Ihres Kindes sehr stark sind und Sie selbst schon vieles ohne durchschlagenden Erfolg probiert haben, dann sollen Sie sich professionelle Hilfe bei einem Psychotherapeuten holen. Folgende Kriterien können Ihnen bei der Entscheidung helfen:

1. Die Verhaltensprobleme des Kindes in der Familie sind sehr stark ausgeprägt und beeinträchtigen das Zusammenleben in der Familie erheblich.
2. Die Verhaltensprobleme des Kindes treten nicht nur in der Familie auf, sondern sind auch im Kindergarten bzw. in der Schule oder in anderen Situationen sehr stark ausgeprägt. Das Kind hat dadurch erhebliche Schwierigkeiten im Kindergarten oder in der Schule.
3. Die Verhaltensprobleme des Kindes bestehen schon sehr lange.
4. In der Familie gibt es noch andere große Probleme, z. B. starke Eheprobleme, psychische Probleme anderer Familienmitglieder (z. B. anderer Kinder oder des Vaters oder der Mutter).

Je mehr von diesen vier Punkten auf Ihr Kind und Ihre Familie zutrifft, um so eher sollten Sie sich um eine professionelle Hilfe kümmern. Psychotherapeuten sind im Grundberuf Ärzte oder Psychologen. Die meisten Psychotherapeuten bieten Therapien für Erwachsene an, manche arbeiten aber auch mit Kindern und Jugendlichen. Die Kinder- und Jugendlichenpsychotherapeuten bieten ausschließlich Therapien für Kinder und Jugendliche an. Es gibt zwei verschiedene Arten von Psychotherapie, die von den Krankenkassen anerkannt sind: die tiefenpsychologisch fundierte Psychotherapie und die Verhaltenstherapie. Bei Kindern mit hyperkinetischen Auffälligkeiten hat sich die Verhaltenstherapie besonders bewährt.

Bevor der Psychotherapeut eine Therapie durchführen kann, wird er in einigen Sitzungen mit Ihnen über die Probleme sprechen und Ihr Kind psychologisch untersuchen. Danach können Sie bei Ihrer Krankenkasse einen Antrag auf Verhaltenstherapie für Ihr Kind stellen. Sie müssen die Bewilligung der Krankenkasse abwarten, bevor Sie sich sicher sein können, dass die Therapie auch von der Krankenkasse bezahlt wird. Die Krankenkasse wird immer nur eine bestimmte Anzahl von Sitzungen bewilligen. Viele Psychotherapeuten arbeiten aber auch in Erziehungsberatungsstellen und bieten ähnliche Therapien an. In diesen Fällen entstehen keine Kosten, welche die Krankenkassen übernehmen müssen. Der Therapeut wird sicher auch mit Ihnen intensiv arbeiten wollen und gemeinsamen mit Ihnen Lösungen für konkrete Verhaltensprobleme Ihres Kindes in der Familie erarbeiten. Es kann gut möglich sein, dass der Therapeut intensiver mit Ihnen als mit Ihrem Kind arbeitet. Er wird versuchen, die allgemeinen Prinzipien, die in diesem Ratgeber aufgeführt sind, mit Ihnen und Ihrem Kind gemeinsam auf Ihre spezielle Situation und die speziellen Probleme anzuwenden. Falls Sie selbst eigene psychische Probleme haben, z. B. Depressionen, Ängste oder Alkoholprobleme oder falls Sie starke Probleme mit Ihrem Partner oder Ihrer Partnerin haben, dann kann es sinnvoll sein, wenn Sie für sich selbst eine Psychotherapie bei einem psychologischen oder ärztlichen Psychotherapeuten in Anspruch nehmen.

16 Können Medikamente helfen?

Die medikamentöse Therapie von Kindern mit ADHS kann eine wichtige Ergänzung der anderen Behandlungsformen darstellen; manchmal ist sie sogar eine wesentliche Voraussetzung dafür, dass die anderen Behandlungsformen erfolgreich eingesetzt werden können und manche Kinder kommen mit den

Medikamenten so gut zurecht, dass neben einer regelmäßigen Kontrolle und Beratung der Eltern keine weiteren intensiven Maßnahmen notwendig sind. Am erfolgreichsten ist die Therapie mit Medikamenten, welche die Aktivität des Gehirns steigern. Diese Medikamente wirken also nicht dämpfend, sondern im Gehirn aktivierend. Deshalb werden sie auch Psychostimulanzien genannt. Am häufigsten werden die Medikamente mit dem Handelsnamen *Ritalin*®, *Medikinet*®, *Equasym*® oder *Concerta*® verwandt. Außerdem gibt es ein Medikament mit dem Namen *Strattera*®, das eine andere Wirkbasis hat. Alle Medikamente sind ab dem Alter von sechs Jahren zugelassen. In besonders schweren Fällen und wenn andere Therapien nicht hinreichend geholfen haben, kann der Arzt in begründeten Fällen auch schon vor dem Alter von sechs Jahren eine medikamentöse Behandlung durchführen.

Diese Medikamente sind bei Kindern ab dem Alter von sechs Jahren sehr gut untersucht worden. Sie führen bei mindestens 70 % der Kinder mit ausgeprägter ADHS zu einer deutlichen Verminderung dieser Auffälligkeiten. Allerdings hält die Wirkung der Medikamente nur solange an, wie das Medikament gegeben wird. Deshalb ist in der Regel eine mehrjährige medikamentöse Behandlung und eine Kombination mit anderen Behandlungsmaßnahmen notwendig. Durch die Medikamente kann sich die Konzentrationsfähigkeit verbessern und das hyperkinetische, störende, unangemessene und impulsive Verhalten des Kindes kann sich vermindern. Solche Medikamente sind natürlich keine Wundermittel. Durch Medikamente lernt das Kind nichts hinzu. Sie vermindern lediglich die Auftretenswahrscheinlichkeit problematischer Verhaltensweisen und sie verbessern die Lernmöglichkeiten von Kindern. Die guten Ergebnisse gelten nur für Kinder mit ausgeprägter ADHS, die ein hohes Maß an motorischer Unruhe, an Aufmerksamkeitsschwächen oder an Impulsivität zeigen. Sie sind nicht für die große Gruppe der Kinder mit leichteren ADHS-Symptomen gültig, vermutlich sind sie bei diesen Kindern weniger wirksam. Diese Kinder benötigen in der Regel auch keine medikamentöse Behandlung.

Die Nebenwirkungen sind in der überwiegenden Zahl der Fälle gering. Sie treten häufig nur vorübergehend auf und verschwinden fast immer mit Absetzen der Medikation. Deshalb kann eine Überprüfung der Wirksamkeit einer Behandlung mit diesen Medikamenten fast immer ohne größeres Risiko erfolgen. Die häufigsten Nebenwirkungen sind eine Verminderung des Appetits und Schlafstörungen. Manchmal treten auch eine Weinerlichkeit oder Zuckungen im Gesicht (Tics) auf. In der Regel sind diese Nebenwirkungen aber nicht sehr stark oder sie lassen sich durch eine Verminderung der Dosierung abschwächen.

Wann sollte eine medikamentöse Behandlung durchgeführt werden?

Es gibt zwei Hauptkonstellationen, in denen eine medikamentöse Therapie sinnvoll ist:

1. wenn die ADHS sehr stark ausgeprägt sind und dadurch erhebliche Probleme in der Schule oder in der Familie auftreten, welche die weitere Entwicklung des Kindes stark gefährden;
2. wenn sich die ADHS-Symptome durch andere Maßnahmen und Therapieformen nicht hinreichend vermindern ließen.

Im ersten Fall ist es sinnvoll, mit einer medikamentösen Therapie und einer begleitenden Beratung zu beginnen, bevor andere Behandlungen durchgeführt werden. Die ADHS-Symptome treten in diesem Falle in allen Lebensbereichen sehr stark auf und es kommt zu einer krisenhaften Zuspitzung in der Schule oder in der Familie, die sich typischerweise darin zeigt, dass die weitere Beschulung des Kindes unmittelbar bedroht ist. Die Symptome sind also so massiv ausgeprägt, dass die Situation von der Klassenlehrerin nicht mehr bewältigt werden kann und auch Hausaufgaben lassen sich in der Familie dann oft nur noch mit höchstem Aufwand bewältigen. Solche Situationen erfordern eine möglichst rasche Verminderung der Verhaltensauffälligkeiten, die durch die medikamentöse Therapie am ehesten erreicht werden kann. Bei allen anderen Kindern sollten zunächst psychologische Maßnahmen in der Familie, im Kindergarten oder in der Schule und eine Behandlung des Kindes selbst durchgeführt werden. Falls diese Maßnahmen die Probleme in einem Zeitraum von maximal einem halben Jahr nicht deutlich vermindern, kann eine ergänzende medikamentöse Behandlung sinnvoll sein.

Am häufigsten werden die Psychostimulanzien verwendet (vor allem: *Ritalin®*, *Medikinet®*, *Equasym®* oder *Concerta®).* Man unterscheidet Medikamente mit kurzer Wirkdauer *(Ritalin®*, *Medikinet®*, *Equasym®) und* Medikamente mit längerer Wirkdauer *(Medikinet®* retard, *Equasym® retard, Ritalin® LA* und *Concerta®*). Die Wirkung dieser Medikamente tritt etwa 30 bis 45 Minuten nach Einnahme der Tabletten oder Kapseln ein. Bei den Medikamenten mit kurzer Wirkdauer bleibt sie dann zwei bis vier Stunden auf maximalem Niveau. Nach drei bis sieben Stunden ist eine deutliche Verminderung der Wirkung zu beobachten. Bei vielen Kindern bleibt die Wirkung bei einer einmaligen Einnahme der Medikamente mit kurzer Wirkdauer am Morgen über den Schulvormittag hinweg erhalten.

Bei älteren Kindern und wenn die Schule besonders lange geht, kann eine zweite Einnahme am späten Vormittag hilfreich sein. Bei ausgeprägten ADHS-Sympotmen am Nachmittag kann auch eine erneute Einnahme um die Mittagszeit notwendig sein. Anstatt einer mehrfachen Gabe von Medikamenten mit kurzer Wirkdauer kann auch ein Medikament mit längerer Wirkdauer gegeben werden. Die medikamentöse Behandlung ist zwar bei der Mehrzahl der Kinder mit ausgeprägter ADHS wirkungsvoll, eine genaue Überprüfung der Wirksamkeit in einem kontrollierten Behandlungsversuch ist jedoch unbedingt erforderlich, weil die medikamentöse Behandlung sich nur dann rechtfertigen lässt, wenn Effekte eindeutig nachgewiesen werden können. Darüber hinaus reagieren die Kinder sehr unterschiedlich auf die Medikamente. Bei manchen Kindern genügen sehr niedrige Dosierungen, andere benötigen dagegen mehrere Tabletten. Daher muss jedes Kind auf seine individuelle Dosis eingestellt werden. Das gelingt zunächst meist leichter, wenn man Medikamente mit kurzer Wirkdauer benutzt. Psychostimulanzien werden auf einem speziellen Rezept verordnet, um den Missbrauch dieser Medikamente auszuschließen. Die Medikamente machen aber nicht körperlich abhängig. Sie sind sehr gut untersucht und auch bei Langzeiteinnahme konnten keine gravierenden Nebenwirkungen festgestellt werden. Wegen der häufiger auftetetenden Appetitminderung muss jedoch das Körpergewicht und auch das Wachstum kontrolliert werden.

Bei *Strattera®* tritt die Wirkung nicht schon am ersten Tag ein, sondern meist erst nach drei bis sechs Wochen. Bei diesem Medikament muss schrittweise aufdosiert werden. Seine Wirksamkeit entfaltet Stattera® über den ganzen Tag. Strattera® muss nicht auf einem besonderen Rezept verordnet werden, weil keine Missbrauchsgefahr besteht. Die deutschen Leitlinien für die medikamentöse Behandlung empfehlen im Allgemeinen Psychostimulanzien als Mittel der ersten Wahl; aber auch *Strattera®* kann als Mittel der ersten Wahl eingesetzt werden.

Die systematische Überprüfung der Wirksamkeit muss in der Regel in Zusammenarbeit mit der Klassenlehrerin erfolgen. Die Lehrerin schätzt das Verhalten des Kindes jeweils für eine Woche anhand eines kurzen Fragebogens ein. Wenn sich dann diese Beurteilungen bei Medikamenteneinnahme deutlich verändern, dann wirkt das Medikament. Auf diese Weise kann auch die genaue Dosierung ermittelt werden. Wenn sich die medikamentöse Behandlung als wirkungsvoll erwiesen hat, dann sollte die Behandlung zunächst für einen Zeitraum von sechs bis neun Monaten durchgeführt werden. In dieser Zeit sind regelmäßige Kontrollen und Beratungsgespräche auf jeden Fall nötig. Danach sollte die Notwendigkeit zur Weiterführung der Behandlung in einem Auslassversuch von einer Woche bis zwei Wochen überprüft werden.

Insgesamt stellt die medikamentöse Behandlung für viele Kinder eine wirkungsvolle und notwendige Therapie dar, die allerdings zumindest in eine regelmäßige Beratung eingebettet sein muss, häufig sind auch noch intensivere psychologische Therapien nötig.

17 Gibt es noch weitere Hilfen?

Selbsthilfegruppen: Ein Zusammenschluss von Eltern betroffener Kinder in einer Selbsthilfegruppe kann eine wichtige Stütze sein. Mittlerweile haben sich solche Selbsthilfegruppen bundesweit etabliert. Gelegentlich werden allerdings in diesen Gruppen immer noch sehr einseitige Sichtweisen vertreten. Sie sollten bei all jenen Gruppen vorsichtig sein, die nur eine einzige Erklärung für die Entstehung solcher Probleme zulassen und dementsprechend auch nur einen Behandlungsansatz als den einzig richtigen verkünden. Sie finden im Anhang eine Liste der Adressen von Dachorganisationen (vgl. Seite 46 ff.), bei denen Sie sich nach entsprechenden Selbsthilfegruppen in Ihrer Region erkundigen können.

Sprachtherapie, Krankengymnastik, Psychomotorik, Mototherapie und Ergotherapie werden manchmal auch zur Behandlung von ADHS durchgeführt. Durch solche Verfahren können Defizite in bestimmten Entwicklungsbereichen vermindert werden, die bei Kindern mit ADHS häufig zusätzlich auftreten. Kinder mit Sprachstörungen benötigen eine Sprachbehandlung bei einer Logopädin; Kinder mit Problemen in der Körperkoordination und der motorischen Entwicklung benötigen Krankengymnastik oder Mototherapie; Kinder mit Störungen in der Feinmotorik oder auch in der visuellen Wahrnehmungsfähigkeit können von Ergotherapie oder heilpädagogischen Behandlungen profitieren. Im Rahmen dieser Behandlungen lernen Kinder häufig auch, sich ausdauernder zu beschäftigen und Regeln und Grenzen einzuhalten. Man sollte jedoch nicht erwarten, dass sich durch solche Therapien die ADHS-Symptome des Kindes in der Familie, im Kindergarten oder in der Schule ebenfalls automatisch vermindern.

Gezielte Förderung schulischer Leistungen: Viele Kinder mit ADHS erbringen auch schlechte Leistungen in der Schule. Wenn dies der Fall ist, dann muss zunächst überprüft werden, welche Schule für dieses Kind die richtige ist. Danach können auch gezielte Förderungen hilfreich sein, beispielsweise in der Lese- und Rechtschreibfähigkeit. Solche Förderungen werden teilweise von den Schulen selbst durchgeführt, häufig sind jedoch ergänzende Förderungen sinnvoll. Diese werden von verschiedenen privaten Instituten angeboten, sie können auch über eine gezielte individuelle Nachhilfe erfolgen. Die Kosten für solche Förderungen werden in der Regel nicht von der Krankenkasse übernommen.

Nahrungsmittelergänzung: Schon lange besteht die Vermutung, dass die Ernährung zur Entstehung von ADHS beitragen kann. Bis vor kurzem zeigten sich jedoch in systematischen Untersuchungen keine deutlichen Effekte. In letzter Zeit wurden ungesättigte Fettsäuren (sogenannte Omega-3 und Omega-6-Fettsäuren) auf ihre Wirksamkeit bei Kindern mit Konzentrationtsproblemen und Unruhe hin untersucht. In einigen Studien konnten keine eindeutigen Effekte nachgewiesen werden, in anderen wurden dagegen Effekte gefunden. Gegenwärtig kann noch keine allgemeine Empfehlung zur Nahrungsergänzung mit diesen Fettsäuren gegeben werden. Bei Kindern, die weniger stark von der ADHS-Symptomatik betroffen sind, kann jedoch ein Behandlungsversuch sinnvoll sein. Die Behandlung muss über drei Monate hinweg durchgeführt werden, bevor die Effektivität beurteilt werden kann. Kinder, die sehr stark von der Symptomatik betroffen sind, sollten deshalb in erster Linie nicht ausschließlich damit behandelt werden, weil möglicherweise sehr wertvolle Zeit verloren geht.

Neurofeedback: Neurofeedback ist eine verhaltenstherapeutische Methode, bei der für das Kind bestimmte Merkmale seines Hirnstrombildes (EEG) sichtbar gemacht werden und das Kind lernt, seine Hirnströme zu beeinflussen. Mit diesem Verfahren wurden bereits einige positive Ergebnisse erzielt. Allerdings befindet sich das Verfahren gegenwärtig noch im experimentellen Stadium und kann noch nicht generell als Behandlung empfohlen werden.

Homöopathie: In der Werbung werden homöopathische Fertigpräparate angepriesen. Ihre Wirksamkeit ist allerdings noch nie systematisch untersucht worden. Daher muss man von diesen Präparaten abraten. Individuelle homöopathische Behandlungen wurden in zwei Studien auf ihre Wirksamkeit überprüft. In einer Studie konnten gar keine Effekte im Vergleich zu einem Placebo (also einer unwirksamen Tablette), in einer zweiten Studien nur extrem geringe Effekte nachgewiesen werden. Insgesamt muss von einer Unwirksamkeit homöopathischer Verfahren ausgegangen werden. Wenn Eltern sehr von der Wirksamkeit eines Mittels überzeugt sind, erkennen sie allerdings Effekte (sogenannter Placebo-Effekt) und geben ihrem Kind deshalb möglicherweise auch vermehrt positive Rückmeldungen, wodurch sich das Verhalten des Kindern verbessern kann.

Das zentrale adhs-netz: Das *zentrale adhs-netz* ist ein bundesweites, interdisziplinäres Netzwerk zur Verbesserung der Versorgung von Kindern, Jugendlichen und Erwachsenen mit ADHS. Es wurde im Auftrag des Bundesministeriums für Gesundheit gegründet und wird gegenwärtig aufgebaut. Im *zentralen-adhs-netz* sind viele regionale Netzwerke zusammengeschlossen. Das Netz informiert Experten, Betroffene und ihre Angehörigen über seine Website (www.zentrales-adhs-netz.de) sowie über andere Publikationen und Veröffentlichungen. Aktuelle Informationen können Eltern, Lehrer und Erzieher auf der Website erhalten.

Anhang

Literatur

Döpfner, M., Frölich, J. & Lehmkuhl, G. (2000). *Hyperkinetische Störungen. Leitfaden Kinder- und Jugendpsychotherapie.* Göttingen: Hogrefe.

Döpfner, M., Frölich, J. & Lehmkuhl, G. (in Vorb.). *Aufmerksamkeitsdefizit-/Hyperaktivitätsstörungen (ADHS). Leitfaden Kinder- und Jugendpsychotherapie.* Göttingen: Hogrefe.

Döpfner, M. Schürmann, S. & Frölich, J. (2002). *Therapieprogramm für Kinder mit hyperkinetischem und oppositionellem Problemverhalten – THOP.* Weinheim: Beltz/PVU.

Döpfner, M. Schürmann, S. & Lehmkuhl, G. (2006). *Wackelpeter und Trotzkopf, Hilfen bei hyperkinetischem und oppositionellem Verhalten.* Weinheim: Beltz/PVU.

Übersicht über das Elternbuch: Wackelpeter und Trotzkopf

Wackelpeter und Trotzkopf (Döpfner et al., 2006) ist ein Buch für Eltern von Kindern mit ADHS und mit oppositionellem Verhalten. Es kann aber auch von Erziehern und Lehrern genutzt werden. Das Buch lehnt sich an das Therapieprogramm für Kinder mit hyperkinetischem und oppositionellem Problemverhalten (THOP; Döpfner et al., 2002) an und besteht aus vier Teilen.

1. *Information:* Im ersten Teil des Buches finden die Eltern Antworten auf Fragen, die sich viele Eltern von Kindern mit ADHS und oppositionellem Verhalten stellen. Die Eltern werden über die Problematik, die Ursachen, den Verlauf und vor allem die Hilfsmöglichkeiten aufgeklärt.

2. *Elternleitfaden:* Der zweite Teil enthält einen Elternleitfaden, der in 14 Stufen schrittweise Möglichkeiten zur Verminderung der Verhaltensprobleme in der Familie aufzeigt:
   1. Stufe: Welche Probleme hat mein Kind?
   2. Stufe: Probleme, Belastungen und Stärken in unserer Familie?
   3. Stufe: Der Teufelskreis
   4. Stufe: Was mögen Sie an Ihrem Kind?
   5. Stufe: Die *Spaß- & Spielzeit* ?
   6. Stufe: Familienregeln
   7. Stufe: Geben Sie wirkungsvolle Aufforderungen

8. Stufe: Loben Sie Ihr Kind, wenn es Aufforderungen und Regeln befolgt
9. Stufe: Setzen Sie natürliche Konsequenzen, wenn Ihr Kind Aufforderungen und Regeln nicht befolgt
10. Stufe: Wenn Lob alleine nicht ausreicht: Der *Punkte-Plan*
11. Stufe: Wie man einen *Punkte-Plan* verändert und beendet
12. Stufe: *Der Wettkampf um lachende Gesichter*
13. Stufe: Wenn neue Probleme auftauchen
14. Stufe: Wenn sich Probleme nicht lösen lassen

3. *Anwendungsbeispiele:* Der dritte Teil ergänzt den Elternleitfaden durch weitere konkrete Anwendungsbeispiele, in denen typische Probleme und ihre Lösungsmöglichkeiten beschrieben sind:
   1 Mein Kind ist eine Nervensäge
   2 Wo ist mein Kind?
   3 Der Kampf um's Wecken
   4 Wenn das Essen zur Qual wird
   5 Unser täglicher Hausaufgaben-Krieg
   6 Das allabendliche Theater mit dem Zubettgehen
   7 Wutausbrüche
   8 Meine Kinder sind wie Hund und Katze
   9 Probleme in der Öffentlichkeit

4. Der vierte Teil enthält *Arbeitsblätter und Memo-Karten*, die bei der Umsetzung des Elternleitfadens hilfreich sind.

In zwei wissenschaftlichen Studien konnte gezeigt werden, dass Eltern sehr davon profitieren, wenn sie dieses Buch intensiv durcharbeiten und dass sie dadurch die Verhaltensprobleme ihrer Kinder deutlich verbessern können.

Wichtige Adressen

zentrales adhs-netz
Koordination Kristina Wulf
Klinikum der Universität Köln
Robert-Koch-Str. 10
50931 Köln
www.zentrales-adhs-netz.de

ADHS Deutschland
Bundesgeschäftsstelle
Postfach 410724
12117 Berlin
www.adhs-deutschland.de

<table>
<tr><th colspan="5">Checkliste für ADHS-Symptome</th></tr>
<tr><td>Name des Kindes: Alter: Datum:</td><td colspan="4" rowspan="2">Wie zutreffend ist die Beschreibung?</td></tr>
<tr><td>beurteilt von: 0 Mutter 0 Vater 0 Lehrer(in) 0 Erzieher(in)
0 Anderem:
Name:</td></tr>
<tr><td>Kreuzen Sie bitte für jede Beschreibung die Zahl an, die angibt, wie zutreffend die Beschreibung für das Kind ist.</td><td>gar nicht</td><td>ein wenig</td><td>weitgehend</td><td>besonders</td></tr>
<tr><td>01. Beachtet bei den Schularbeiten, bei anderen Tätigkeiten oder bei der Arbeit häufig Einzelheiten nicht oder macht häufig Flüchtigkeitsfehler.</td><td>0</td><td>1</td><td>2</td><td>3</td></tr>
<tr><td>02. Hat bei Aufgaben oder Spielen oft Schwierigkeiten, die Aufmerksamkeit längere Zeit aufrechtzuerhalten (dabei zu bleiben)</td><td>0</td><td>1</td><td>2</td><td>3</td></tr>
<tr><td>03. Scheint häufig nicht zuzuhören, wenn andere sie/ihn ansprechen.</td><td>0</td><td>1</td><td>2</td><td>3</td></tr>
<tr><td>04. Kann häufig Aufträge von anderen nicht vollständig durchführen und kann Schularbeiten, andere Arbeiten oder Pflichten am Arbeitsplatz häufig nicht zu Ende bringen.</td><td>0</td><td>1</td><td>2</td><td>3</td></tr>
<tr><td>05. Hat häufig Schwierigkeiten, Aufgaben und Aktivitäten zu organisieren.</td><td>0</td><td>1</td><td>2</td><td>3</td></tr>
<tr><td>06. Hat eine Abneigung gegen Aufgaben, bei denen sie/er sich länger konzentrieren und anstrengen muss (z.B. Hausaufgaben). Vermeidet diese Aufgaben oder macht sie widerwillig.</td><td>0</td><td>1</td><td>2</td><td>3</td></tr>
<tr><td>07. Verliert häufig Gegenstände, die sie/er für bestimmte Aufgaben oder Aktivitäten benötigt (z.B. Spielsachen, Hausaufgabenhefte, Stifte, Bücher oder Werkzeug).</td><td>0</td><td>1</td><td>2</td><td>3</td></tr>
<tr><td>08. Lässt sich oft durch seine Umgebung (äußere Reize) leicht ablenken.</td><td>0</td><td>1</td><td>2</td><td>3</td></tr>
<tr><td>09. Ist bei Alltagstätigkeiten häufig vergesslich (z.B. vergisst Schulsachen oder Kleidungsstücke).</td><td>0</td><td>1</td><td>2</td><td>3</td></tr>
<tr><td>10. Zappelt häufig mit Händen oder Füßen oder rutscht häufig auf dem Stuhl herum.</td><td>0</td><td>1</td><td>2</td><td>3</td></tr>
<tr><td>11. Steht oft im Unterricht oder in anderen Situationen auf, in denen Sitzenbleiben erwartet wird.</td><td>0</td><td>1</td><td>2</td><td>3</td></tr>
</table>

12.	Hat häufig Schwierigkeiten, ruhig zu spielen oder sich mit Freizeitaktivitäten ruhig zu beschäftigen.	0 1 2 3
13.	Läuft häufig herum oder klettert permanent, wenn es unpassend ist.	0 1 2 3
14.	Beschreibt ein häufig auftretendes starkes Gefühl der inneren Unruhe (besonders bei Jugendlichen).	0 1 2 3
15.	Zeigt durchgängig eine extreme Unruhe, die durch die Umgebung oder durch Aufforderungen nicht dauerhaft beeinflussbar ist.	0 1 2 3
16.	Ist häufig „auf Achse" oder handelt oft, als wäre er/sie angetrieben.	0 1 2 3
17.	Platzt häufig mit der Antwort heraus, bevor Fragen zu Ende gestellt sind.	0 1 2 3
18.	Kann häufig nur schwer warten, bis sie/er an der Reihe ist (z.B. bei Spielen oder in einer Gruppe).	0 1 2 3
19.	Unterbricht oder stört andere häufig (z.B. platzt in die Unterhaltung oder Spiele anderer hinein).	0 1 2 3
20.	Redet häufig übermäßig viel.	0 1 2 3